Ozempic,
la révolution
de l'obésité

Fabrice Delaye

Ozempic, la révolution de l'obésité

Minceur sur ordonnance

Préface de Patrick Aebischer

Odile Jacob

3, rue Auguste-Comte, 75006 Paris

www.odilejacob.fr

ISBN : 978-2-4150-1199-4

Préface

par le Pr Patrick Aebischer, président émérite de l'École polytechnique fédérale de Lausanne

Les découvertes les plus prometteuses des sciences de la vie de ces dernières décennies ont été l'apanage de l'oncologie et des neurosciences, avec l'espoir de juguler le cancer et les maladies neurodégénératives. Les affections métaboliques telles que le diabète restaient en retrait. Depuis la découverte de l'insuline et de sa synthèse par des technologies recombinantes, le diabète bénéficie d'un traitement efficace, même si son administration par pompes ou injections quotidiennes reste lourde pour les patients et ne les met pas à l'abri de la survenue de complications de la maladie à long terme. Une poignée de chercheurs s'activait cependant depuis les années 1980 à identifier des peptides sécrétés par l'intestin, dénommés incrétines, qui stimulent la sécrétion d'insuline et pourraient ainsi améliorer le traitement du diabète adulte. Le plus célèbre d'entre eux, dénommé GLP-1 pour *glucagon-like peptide-1*, possède cette faculté, mais sa durée de vie de quelques minutes prévenait son développement clinique. Il aura fallu des années de recherche et beaucoup de ténacité pour modifier la composition chimique de ce peptide afin d'augmenter sa durée de vie dans le corps humain. En 2009, soit près de vingt-cinq ans après sa découverte, des essais cliniques conduits par Novo Nordisk démontrent qu'un analogue du GLP-1 dénommé liraglutide stimule la sécrétion d'insuline et contribue à mieux contrôler le taux de sucre dans le sang des diabétiques. Son successeur, le semaglutide, vendu par Novo Nordisk sous le nom d'Ozempic, sera approuvé pour le traitement du diabète adulte en 2017 par la FDA (Food & Drug Administration). Mais l'augmentation de la durée de vie du peptide va également révéler chez l'homme d'autres effets bénéfiques des agonistes du GLP-1, en particulier son impact sur la satiété résultant de sa diffusion dans le cerveau. La ruée vers l'or du traitement de l'obésité va alors démarrer.

Fabrice Delaye, l'auteur de ce livre captivant, nous rappelle que l'obésité chez l'humain est liée à la découverte de la pomme de terre au XVIIe siècle. La maîtrise de sa culture va mettre fin aux famines récurrentes auxquelles l'homme était exposé. Nous allons nous sédentariser, brûler moins de calories et prendre du poids. Avec l'accès illimité à la nourriture, l'obésité va devenir une épidémie d'une ampleur sans précédent. Aujourd'hui, près de 20 % de la population des pays développés est obèse et plus de 50 % est en surpoids. L'obésité est responsable d'une partie importante des coûts de la santé du fait des affections qui lui sont liées telles que les maladies cardio-vasculaires, rénales, neurologiques et même certains cancers.

Malgré d'intenses efforts, l'industrie pharmaceutique a longtemps échoué dans le traitement de l'obésité. Le domaine des coupe-faim est un vaste cimetière de molécules inefficaces ou dangereuses. Tout change avec l'arrivée des agonistes du GLP-1. Les résultats obtenus par leur injection chez des patients obèses sont spectaculaires. Les patients perdent jusqu'à 20 % de leur poids en moins d'une année, avec des améliorations notoires de leur statut cardiovasculaire, rénal et potentiellement neurologique. Ozempic/Wegovy et Mounjaro/Zepbound deviennent des sujets de conversation au café du commerce. L'engouement est tel que les diabétiques, pour qui ces peptides font partie de l'arsenal thérapeutique, ont de la peine à se les procurer. La valorisation boursière des groupes pharmaceutiques Novo Nordisk et Eli Lilly, principaux fabriquant de ces agonistes, prend l'ascenseur.

Face à ce succès, d'autres grands groupes pharmaceutiques se lancent dans la course en développant des polyagonistes, soit des peptides aux structures complexes qui activent non seulement le récepteur au GLP-1 mais aussi celui du GIP (*gastric inhibitory polypetide*) et du glucagon, également impliqués dans le contrôle pondéral. Ces polyagonistes améliorent la perte de poids et diminuent la fréquence des injections requises. De plus, ils permettent de contourner les brevets initiaux. L'extension de la durée de vie du GLP-1 par l'inclusion d'acides aminés non essentiels et la production de polyagonistes nécessite cependant l'utilisation d'un processus de synthèse chimique, plus onéreux et complexe que la voie recombinante. Elle implique par ailleurs l'utilisation d'un solvant organique connu comme étant l'un des plus polluants, faisant des agonistes du GLP-1 les molécules pharmaceutiques les moins respectueuses de l'environnement.

Sur le plan clinique, les injections des agonistes du GLP-1 sont fréquemment liées à des effets secondaires tels que diarrhées, nausées et vomissements. Avec l'expérience, ces effets secondaires sont cependant de mieux en mieux maîtrisés. L'arrêt des injections est par contre lié à une rapide reprise de poids accompagnée d'une perte importante de la masse musculaire. L'industrie pharmaceutique planche déjà sur le développement d'agonistes oraux facilitant la compliance thérapeutique et capable de prévenir la reprise pondérale après interruption des injections du peptide.

Les bénéfices des agonistes du GLP-1 pourraient ne pas se limiter au diabète ou à l'obésité. Leur application dans le traitement des maladies du système cardio-vasculaire, rénales, hépatiques et neurologiques chez des patients non obèses semble prometteuse. Les agonistes du GLP-1 traiteraient même les addictions à l'alcool, à la nicotine ou aux drogues dures. Ces effets bénéfiques seraient expliqués par l'activation des récepteurs du GLP-1 localisés dans le système limbique, notre cerveau émotionnel. L'activation de ces récepteurs supprimerait en effet le phénomène de récompense lié à cette structure du cerveau. La ruée vers l'or n'est donc pas près de s'arrêter.

C'est l'extraordinaire histoire de la découverte du GLP-1 et de ses agonistes que nous fait partager Fabrice Delaye dans ce livre. Il donne la parole aux chercheurs qui ont été à la base de la découverte et du développement clinique de ce peptide miracle. La lecture de ce livre nous apprend qu'il a fallu récolter d'énormes quantités d'intestins de porc pour identifier le GLP-1, ainsi que de baudroies pêchées dans la baie du Massachusetts pour en isoler la séquence génétique. C'est la récolte du venin du monstre de Gila, un lézard de l'Arizona, qui a permis de comprendre l'impact d'une variation chimique d'un peptide analogue sur la durée de vie du GLP-1. Cette observation va ouvrir la voie au développement d'agonistes plus stables car épargnés par l'enzyme DPP-4 qui dégrade rapidement le GLP-1 sécrété par les cellules de l'intestin.

Un prix Nobel devrait récompenser les chercheurs qui ont été à la base de cette fantastique découverte. Revers de la médaille, ces succès aiguisent les appétits et dévoilent la face humaine de cette aventure. On y découvre ainsi une chercheuse d'origine macédonienne qui se bat pour que son rôle dans la première synthèse du GLP-1 soit reconnu à sa juste valeur. On y apprend aussi qu'un chercheur suisse clone en solo le récepteur du GLP-1 et reçoit, peu après la publication des résultats en 1992, la visite de cadres de Novo Nordisk venus lui proposer une collaboration. Les énormes revenus projetés aiguisent en effet l'appétit des industriels. Certains se mordent les doigts d'avoir abandonné trop tôt leurs projets de peptides amincissants ou d'avoir acquis pour des sommes importantes des start-up qu'ils vont revendre à perte. Cette histoire palpitante, écrite par Fabrice Delaye sur la base d'interviews et de recherches approfondies, nous fait ainsi revivre à la manière d'un polar la saga tant humaine que scientifique de la découverte du peptide miracle qui fait mincir.

Indéniablement, ces peptides sont là pour durer. Les revenus projetés oscillent entre 50 et 100 milliards d'euros par année, ce qui en ferait le plus grand « blockbuster » de tous les temps. La capacité de production ne suit actuellement pas la demande. L'appât du gain conduit à la vente sur Internet de produits de contrefaçon. Des marchés parallèles se développent avec tous les risques que cela implique. Ces molécules vont également avoir un impact important sur divers acteurs économiques dont les caisses maladie, les industries de l'alimentation ou de la cosmétique. Face aux enjeux de société qu'ils représentent, il faudra s'assurer que ces molécules soient accessibles à tous et que leur usage s'accompagne de changements de comportement incluant une nourriture plus saine et une pratique d'exercice physique régulier afin de faire que le dicton « *mens sana in corpore sano* » devienne une réalité.

Enfin et surtout, comme l'énonce Fabrice Delaye dans ce livre passionnant : « Ces molécules nous aident à reprendre le contrôle de notre métabolisme issu de l'évolution. Et à prévenir toutes sortes de maladies issues de notre voracité programmée. »

PROLOGUE

Une histoire de Nobel, de milliards et de tripes

À moins d'avoir passé les derniers mois dans une caverne, difficile de ne pas avoir entendu parler des nouveaux médicaments contre l'obésité comme Ozempic. Ce sont des médicaments pour perdre du poids, destinés normalement aux personnes diabétiques et obèses. Mais ces personnes qui en ont besoin pour se soigner ne parviennent parfois plus à s'en procurer, parce que d'autres s'arrachent ces molécules plus chères que l'or dans le but de perdre quelques kilos pour se montrer sur la plage.

Il a fallu six mois d'enquête pour reconstituer l'histoire de cette découverte et en explorer les dessous, afin de raconter cette histoire de Nobel, de milliards et de tripes.

Sur Instagram ou TikTok, les filtres destinés à rendre nos selfies plus sexy ne comportent pas la fonction obésité. Normal, puisque notre société tend à stigmatiser les gros et même à cacher les très gros.

Bien sûr, il existe d'autres esthétiques. Avant Kate Moss et les mannequins anorexiques, il y a eu Rubens et ses corps plantureux. Mais on ne peut que constater l'obsession contemporaine de la minceur. Le monde s'arrache aujourd'hui des médicaments comme l'Ozempic ou le Zepbound, destinés médicalement aux personnes diabétiques et obèses parce qu'ils promettent à tout un chacun de perdre quelques kilos.

Derrière cette quête de minceur se cache cependant un phénomène plus profond. Peut-être même un changement de civilisation.

Le tournant de la pomme de terre

Au début des années 2000, j'ai assisté à l'une des présentations scientifiques les plus marquantes de ma vie dans l'auditorium Ronald Reagan à Washington DC. L'orateur, Richard Smalley, prix Nobel de chimie 1996 pour la découverte d'un nouvel état du carbone, avait commencé en nous montrant une image immense de cellules en mouvement. « Ce sont celles de mon cancer », avait-il ajouté, pour expliquer son intérêt croissant pour la biologie.

La diapositive suivante était encore plus frappante. Elle montrait l'évolution de la population humaine depuis cinq mille ans av. J.-C. La première partie du graphique était relativement stable, autour de 500 millions d'individus. Mais au mitan du XVIIe siècle, la courbe devient exponentielle et s'envole jusqu'à atteindre plus de 8 milliards de nos jours.

« Pourquoi cette inflexion aux alentours de 1650 ? », avait demandé Richard Smalley. « Le début de la révolution industrielle », avança quelqu'un. « La machine à vapeur de

James Watt n'apparaît qu'un siècle plus tard », répondit le prix Nobel. « Les vaccins », tenta un autre. « Jenner vaccine son premier patient en 1796 », rétorqua Smalley. Le nobélisé finit par livrer la réponse : « C'est l'introduction de la culture de la pomme de terre qui met fin aux famines récurrentes jusque-là. »

Bien sûr, d'autres facteurs comme la mécanisation, l'eau courante, les progrès médicaux, le lait maternisé ou la réfrigération, jouent tous un rôle dans la croissance exponentielle de la population humaine après la pomme de terre. Et il y a encore des famines dans les parties les plus pauvres du monde. Mais ce tournant de la pomme de terre, qui permet de stocker des protéines alimentaires même quand les récoltes de céréales ont été mauvaises, est très réel.

Ce qu'il révèle sur nos dispositions est vertigineux. Notre métabolisme énergétique, les mécanismes par lesquels nous transformons nos aliments en énergie sont à peu près les mêmes qu'il y a trois cent cinquante ans, une durée dérisoire à l'échelle de l'évolution. Sauf que désormais, beaucoup d'entre nous ont un accès permanent à une alimentation abondante : une intarissable source de calories.

Stocker pour survivre : grossir, une performance évolutive

Or, si l'on suit le chercheur britannique Steve Bloom, l'un des plus grands spécialistes mondiaux de l'obésité, notre métabolisme n'a pas encore eu le temps de s'adapter aux changements d'alimentation intervenus depuis l'invention de l'agriculture, qui sont bien plus anciens et remontent, eux, à dix mille ans. Des centaines de milliers d'années à chasser, cueillir ou pêcher une nourriture remuante avaient programmé *Homo sapiens* à saisir toutes les opportunités de se nourrir et à stocker au maximum en prévision de temps moins fastes. Meilleures étaient ces capacités, meilleures étaient les chances de survivre et donc de transmettre ses gènes à la génération suivante.

On peut donc considérer que les obèses d'aujourd'hui, au nombre de 1 milliard selon l'OMS, sont en réalité les descendants des superperformeurs de la sélection naturelle : ceux qui étaient les plus adaptés à la survie à l'époque des chasseurs-cueilleurs. Voilà qui pourrait nous inviter à changer de regard et à remettre en question les représentations stigmatisantes que notre société produit à leur égard, comme l'accusation de manquer de volonté. Heureusement, les choses sont en train de changer.

Il se trouve qu'on a découvert dans les quarante dernières années que ces phénomènes de faim vorace et de stockage des graisses sont en grande partie pilotés par des hormones, produites notamment dans les intestins. Et elles parlent à notre cerveau. L'une d'entre elles, GLP-1, est directement à l'origine de médicaments comme Ozempic ou Zepbound, qui rapportent des milliards aux compagnies pharmaceutiques et suscitent déjà des bagarres dans la perspective d'un prix Nobel.

Combattre la malbouffe ou soigner l'obésité

Pour l'instant, ces médicaments sont réservés à la prise en charge du diabète et de l'obésité. À juste titre. Ils présentent quelques risques d'effets secondaires désormais connus et décrits. D'autres pourraient encore survenir, en dépit du recul de vingt ans dont on dispose pour leur utilisation chez les diabétiques. Mais on leur découvre aussi de plus en plus de nouveaux bénéfices pour la santé du cœur, du foie, des reins… Associés ou non à d'autres hormones issues du système digestif, ils sont à l'essai contre des maladies comme Alzheimer, les cancers et les addictions.

Tout suggère qu'ils ne vont pas rester réservés à ces pathologies cliniques. Depuis un siècle, les médecins s'emploient à nous conseiller de perdre quelques kilos pour notre santé, sans grand succès. Un Européen sur six est obèse et plus de 50 % des adultes du continent sont en surpoids – aux États-Unis, ils sont 69 %. De la Chine au Moyen-Orient, la globalisation a engraissé les populations au sens propre. Ainsi, la question du surpoids devient aussi politique.

Aux États-Unis, un débat a ainsi émergé entre Robert Kennedy Junior, le ministre de la Santé choisi par Donald Trump, et le milliardaire Elon Musk en charge d'un nouveau département de l'efficacité gouvernementale. Le premier part du principe que l'obésité est une question de volonté et peut être combattue avec un régime plus sain que celui que proposent les multinationales de l'agroalimentaire et de l'exercice. Le second a lui-même misé sur les analogues de GLP-1 pour perdre ses kilos en trop. Sur son réseau X, il affirme même : « Rien ne ferait plus pour améliorer la santé, la durée et la qualité de vie des Américains que de rendre les analogues de GLP-1 très bon marché pour le public. »

Pour les médecins spécialisés, la vérité est entre les deux. Si la lutte contre la malbouffe que prône Robert Kennedy est justifiée, elle n'est pas la seule cause de l'épidémie de l'obésité. C'est une maladie multifactiorelle, dont les origines sont aussi bien génétiques que psychologiques. Les praticiens constatent tous la difficulté à installer chez leurs patients des régimes durables. Et l'échec de ces régimes accentue encore la mésestime de soi pour des personnes déjà fragilisées par la stigmatisation. Pour briser ce cercle vicieux, ils voient dans le recours aux analogues du GLP-1 la possibilité de résultats concrets qui vont permettre d'ouvrir une fenêtre afin d'installer les changements de style de vie nécessaires dans la durée.

En nous permettant d'agir sur notre faim et d'autres processus biologiques, les analogues de GLP-1 nous aident en effet à reprendre le contrôle de notre métabolisme issu de l'évolution et à prévenir toutes sortes de maladies issues de notre voracité programmée.

« L'appétit devient un facteur que l'on peut réguler avec une molécule, un peu comme la pression sanguine », me confiait à ce sujet Jens Holst, l'un des découvreurs de GLP-1. Cela fait de la découverte de ces médicaments le pendant d'un événement aussi majeur que la révolution de la pomme de terre.

INTRODUCTION

La minceur qui vaut son pesant d'or

Mounjaro, c'est le médicament d'Eli Lilly et le principal concurrent du fameux Ozempic de Novo Nordisk. Tous deux sont des antidiabétiques, le genre de molécule qui a fait couler beaucoup d'encre dans les revues médicales et qui fait maintenant couler les dollars. Ces médicaments, les analogues de GLP-1, sont en train de tout emporter sur leur passage. Pour la première fois, la minceur est accessible sur ordonnance. On commence tout juste à mesurer les conséquences médicales mais aussi économiques et sociales de ce phénomène.

Cette histoire est celle d'une classe de molécules dont la demande est telle que, même en contrebande, on n'en trouve plus. Je m'en suis assuré en contactant la gérante d'un site web interlope du canton de Fribourg, en Suisse, qui propose des opérations de chirurgie esthétique en Tunisie et vend au noir du Mounjaro, un médicament normalement réservé aux diabétiques et utilisé pour maigrir.

Sur WhatsApp, ma vendeuse en ligne fribourgeoise pose avec un éventail de stylo auto-injecteurs de 2,5 mg. Mais, lorsque je demande à m'en procurer, la réponse est sans appel : « Je suis en rupture de stock. »

Mounjaro d'Eli Lilly et Ozempic de Novo Nordisk sont tous deux des antidiabétiques révolutionnaires. Car ces médicaments – les analogues de GLP-1, de leur nom savant – ont une particularité : non contents de traiter le diabète de type 2, celui qu'on acquiert à force de malbouffe, ils sont efficaces aussi contre l'obésité et permettent de combattre les kilos superflus.

C'est pourquoi tout le monde en veut, après que des stars d'Hollywood et l'incontournable Elon Musk, suivis par une armée d'influenceurs sur Instagram ou TikTok, en ont vanté les mérites pour retrouver la ligne. La pénurie est aujourd'hui la première caractéristique de l'économie de ces médicaments. Le Wegovy (déclinaison d'Ozempic pour l'obésité) n'est vendu que dans dix pays et le Zepbound (déclinaison du Mounjaro) est encore moins facile à trouver. Et ce n'est pas faute de demande…

Un succès commercial au détriment des patients

Cette situation exaspère Lucie Favre, médecin responsable de la consultation d'obésité et d'endocrinologie du Centre hospitalier du canton de Vaud (CHUV) à Lausanne en Suisse, un des très rares pays où ces molécules sont déjà remboursées. « Depuis l'été 2023, on a des pénuries chroniques d'Ozempic et de Saxenda (la première génération de ces molécules). Le problème, c'est que tout médecin peut prescrire ces médicaments, même s'ils ne sont remboursés que quand c'est un spécialiste qui fait l'ordonnance et assure un strict suivi. Énormément de gens prennent ces traitements sans en avoir nécessairement l'indication, mais ils ont l'argent pour se l'offrir. Cela se fait au détriment des véritables patients diabétiques ou obèses qui n'en trouvent plus et qui, en plus, dans le cas de l'obésité, sont souvent issus de classes sociales moins favorisées. »

C'est ce qui est arrivé à Elsa Ruffieux, une jeune assistante médico-sociale helvétique de 33 ans souffrant d'obésité. Grâce aux injections quotidiennes de Saxenda prescrites par son médecin, elle a perdu 14 kilos en un an et demi. Elle m'a raconté son angoisse de ne plus trouver de stylos en pharmacie. Et sa frustration en découvrant qu'une amie proche pouvait s'en procurer, à condition de payer de sa poche…

En tant que médecin, Lucie Favre est régulièrement sollicitée par des gens qui veulent juste perdre quelques kilos, comme ce chef d'entreprise qui a fait le siège de son cabinet pendant six mois pour obtenir une nouvelle ordonnance d'Ozempic après une première prescription au Brésil. À l'instar de la Dre Dominique Durrer, une spécialiste de l'obésité qui a créé le réseau européen Eurobesitas pour échanger les bonnes pratiques, Lucie Favre parle de patients qui doivent suspendre leurs traitements ou qui se voient proposer des prix deux à trois fois supérieurs au prix public. « Avec la Société suisse d'endocrinologie, nous sommes intervenus auprès de l'Office fédéral de la Santé publique pour leur demander de mieux encadrer les prescriptions. Mais ils ne veulent pas intervenir sur le libre marché et nous nous demandons parfois si nous n'allons pas devoir trier parmi nos patients », ajoute Lucie Favre.

Le marché des superlatifs

Il faut dire que les fabricants n'avaient pas anticipé pareille demande et avaient encore moins prévu de voir une partie du stock s'écouler sous le manteau ou *via* WhatsApp à Dubaï, New York et jusque dans la paisible campagne fribourgeoise. Avant de cesser toute communication (puis de changer sa photo de profil) devant mes questions insistantes, ma vendeuse de Mounjaro au noir m'avait assuré : « Tous les gens que je connais qui en prennent ont perdu entre 4 et 16 kilos en un mois. » Un cadre de l'industrie pharmaceutique à Dubaï me jure que « tous ses amis en prennent et ont l'air de top models. » Dans le quartier chic de l'Upper East Side, à Manhattan, les boutiques de vêtements voient les ventes des grandes tailles s'effondrer tandis que la demande de S ou de XXS explose.

D'après les études cliniques, le Wegovy de Novo Nordisk réduit le poids de 15 % en un an en moyenne et le Zepbound d'Eli Lilly de 22,5 %. « Cela ne marche pas pour tout le monde, précise Lucie Favre. Mais outre que c'est une alternative à la chirurgie bariatrique [réduction de l'estomac], cela reste spectaculaire. Jusque-là, faire de l'exercice et manger mieux permettait une perte de poids de 5 à 10 % dans le meilleur des cas. »

C'est donc du jamais-vu pour des coupe-faim. Et du jamais-vu pour l'industrie pharmaceutique qui, comme nous le verrons, a longtemps considéré ce marché comme un cul-de-sac, avant d'en faire une mine d'or.

Les nouveaux blockbusters

Tout est superlatif dans cette nouvelle économie de la minceur. « Il y a dix ans, on prédisait la fin des blockbusters », me rappelle Grégoire Biollaz, gérant de fonds pour la banque d'affaires Pictet, évoquant ces médicaments qui rapportent plus de 1 milliard de dollars par an. Or, en 2023, le laboratoire pharmaceutique danois Novo Nordisk (55 % du marché) a vendu pour 17 milliards de dollars de ses deux blockbusters ! À l'été 2024, sa capitalisation boursière dépassait les 600 milliards de dollars, c'est-à-dire 200 milliards de plus que le groupe de luxe LVMH, seconde valorisation boursière en Europe, et aussi 200 milliards de plus que le PIB de son pays d'origine, le Danemark.

Nous nous rendrons au Danemark pour observer les effets d'une telle pluie de milliards dans un pays qui, sans son unique fleuron pharmaceutique, aurait été en récession en 2023. Nous voyagerons aussi aux États-Unis, où Eli Lilly est devenue l'entreprise pharmaceutique la plus valorisée du monde (la dixième tous secteurs confondus, à près de 800 milliards à l'été 2024). La valeur combinée de Novo et de Lilly dépasse même celle agrégée de tous leurs concurrents directs dans le secteur pharmaceutique : Johnson & Johnson, Merck, AstraZeneca, Novartis et Roche.

Les concurrents se bousculent au portillon

C'est loin d'être fini. De nouveaux traitements de la même classe promettent des pertes de poids encore plus tranchées, comme le retatrutide d'Eli Lilly (25 % du poids en un an).

Les prévisions oscillent entre 80 milliards de dollars (d'après le consultant britannique spécialisé Airfinity) et 100 milliards (J.P.Morgan) de ventes annuelles mondiales d'ici à 2030 pour cette classe de médicaments.

Irréaliste ? Pas forcément, dès lors que l'on sait qu'en 2016 les ventes de coupe-faim aux États-Unis atteignaient 25 milliards de dollars – pour des produits qui, contrairement à Wegovy et Zepbound, n'avaient pas la moindre preuve médicale d'efficacité à faire valoir.

Pour arranger les choses, ces molécules semblent être en train de faire la preuve de leur utilité clinique pour d'autres maladies que le diabète et l'obésité. C'est déjà avéré pour les maladies cardio-vasculaires et l'insuffisance rénale. Novo Nordisk parie que ce sera le cas pour Alzheimer. Des recherches récentes suggèrent que cela pourrait être le cas pour d'autres maladies chroniques et même pour les addictions à l'alcool ou aux drogues.

Faut-il voir dans ces annonces spectaculaires une stratégie marketing pour attirer l'attention et les crédits, ou les prémices d'une vraie révolution médicale et sanitaire ? En fin d'ouvrage, nous examinerons avec la prudence qui s'impose ces promesses très optimistes et leurs conséquences. Le premier des analogues de GLP-1 ayant été lancé en 2005, on dispose déjà d'un certain recul et ce ne sont pas tant les effets secondaires négatifs qui inquiètent. Certains existent et sont bien identifiés, d'autres peuvent toujours apparaître dans le suivi de la pharmacovigilance, mais à ce point, on s'interroge surtout sur l'impact qu'auront ces médicaments sur les comptes des assurances-maladies si, comme leurs promoteurs veulent le croire, l'usage de ces médicaments chers venait à se généraliser pour prévenir une large palette de maladies.

Quoi qu'il en soit, dans l'industrie pharmaceutique, on commence à parler de médicament miracle. Les analogues du GLP-1, c'est-à-dire l'ensemble des médicaments qui simulent le rôle de l'hormone de satiété GLP-1, sont une nouvelle poule aux œufs d'or, comme l'ont été hier les statines, les benzodiazépines ou l'insuline.

Une mine d'or

Car le miracle est d'abord économique. Produire un gramme de GLP-1 coûte à ses fabricants de l'ordre de 300 dollars, selon diverses estimations que nous avons recoupées. Sur la base d'un calcul grossier, on peut considérer qu'un traitement d'un mois (à raison de 4 doses de 10 mg), y compris les coûts de transport, de marketing, de packaging, coûte moins de 55 euros au laboratoire. Il est pourtant facturé entre 250 francs suisses (267 euros), prix public remboursé en Suisse, et 1 000 dollars (950 euros) aux États-Unis. De l'or en barre.

Avec des marges pareilles, pas étonnant que start-up et grands groupes pharmaceutiques comme Amgen, Pfizer ou Boehringer Ingelheim se ruent vers cet eldorado. Selon le consultant Airfinity, 232 médicaments contre l'obésité font l'objet d'essais cliniques actuellement. La plupart y associent d'autres principes actifs et tentent de se distinguer en réduisant la fréquence des injections, voire en planchant sur des versions orales plus confortables et plus faciles à prendre.

Quand ils n'ont pas un analogue de GLP-1 dans leurs cartons, les grands groupes n'hésitent pas à sortir le carnet de chèques pour rattraper leur retard. Roche a acquis la start-up Carmot, pour près de 3 milliards fin 2023, alors même que le groupe suisse avait sa propre molécule et avait également acquis en 2011, pour un montant dix fois inférieur, une autre start-up tout aussi prometteuse, Marcadia, avant de tout jeter à la corbeille quatre ans plus tard. Six mois plus tard, Marcadia avait rejoint Novo Nordisk avec armes et bagages… Merck, qui a aussi raté le train des GLP-1 quand il est parti il y a vingt ans, espère maintenant prendre la tête de cette course après le rachat pour deux milliards, en décembre 2024, du GLP-1 de la biotech chinoise Hansoh qui apporterait aux patients le confort d'un comprimé oral au lieu d'une injection.

Un produit de niche devenu succès planétaire

C'est qu'avant d'être une mine d'or et l'objet de grandes manœuvres financières, GLP-1 est longtemps resté un produit de niche assez confidentiel. Cette hormone produite naturellement dans l'intestin n'intéressait qu'une poignée de scientifiques et fort peu d'industriels. GLP-1 n'est pas une « petite molécule » facile à produire en masse par des procédés chimiques, mais un peptide, c'est-à-dire une portion de protéine, dont la production s'est longtemps heurtée à des problèmes de volume et de purification. Avant GLP-1, beaucoup de ces peptides se sont révélés des pétards mouillés.

Ensuite, GLP-1 est fondamentalement un produit concurrent de l'insuline, produite par génie génétique depuis le début des années 1980. Pourquoi chercher à concurrencer une telle vache à lait, notamment pour Eli Lilly et Novo Nordisk qui en sont les deux plus gros producteurs ? Nous verrons au chapitre 1 comment l'insuline, médicament miracle du XXe siècle, a établi les fondements scientifiques et économiques de son successeur, le GLP-1 pour le XXIe siècle. Et comment les deux entreprises reines de l'insuline ont évité de justesse de devenir les Kodak de l'industrie pharmaceutique en embrassant cette innovation, non sans mal.

Enfin, parce que, comme nous le verrons, de sa découverte au début des années 1980 jusqu'à la commercialisation du premier médicament conçu à partir d'elle en 2005, GLP-1 a demandé de longues recherches et beaucoup d'embardées. Il a fallu le coup de pouce méconnu d'un biologiste suisse, Bernard Thorens, la longue bataille en reconnaissance d'une chercheuse d'origine yougoslave, Svetlana Mojsov, des rencontres avec des animaux monstrueux et même un laboratoire aux airs d'abattoir où l'on collectionnait les tripes de cochon…

Un traitement à vie ?
Le problème des remboursements

L'heure est à la victoire et aux inextricables conflits pour s'en attribuer la paternité. Maintenant que la revue *Science* a hissé les analogues de GLP-1 au rang de percée de l'année, en 2023, que l'American Heart Association évoque un point de bascule dans l'histoire médicale et que l'on parle même d'un prochain prix Nobel de médecine, la bataille en reconnaissance entre les scientifiques est aussi rude que la concurrence est féroce entre groupes pharmaceutiques.

Pourtant, les analogues de GLP-1 connaissent aussi des revers. Les effets secondaires les plus courants (surtout gastro-intestinaux, par exemple des nausées en début de traitement) semblent surmontables, surtout si on ne continue pas à manger comme avant, comme me le précise la Dre Lucie Favre. En revanche, la sortie du traitement reste problématique. Forts de leur expérience, les patients et les personnels médico-sociaux insistent sur la nécessité d'un support médical pour installer durablement un changement de style de vie et de régime alimentaire : « Sinon, on reprend tous les kilos perdus. » Avec, en prime, une perte de masse musculaire et même osseuse.

Bien sûr, l'industrie pharmaceutique peut rêver qu'il faille prendre des analogues de GLP-1 chaque semaine jusqu'à la fin de ses jours, comme c'est le cas pour l'insuline ou les hypotenseurs. Elle peut aussi espérer étendre les applications à d'autres maladies et ainsi prolonger ses brevets. Mais les assurances santé ne l'entendent pas forcément de cette oreille. En Suisse, qui est avec le Royaume-Uni et l'Islande un des seuls pays où Wegovy et son ancêtre Saxenda sont remboursés en tant que traitement contre l'obésité, la couverture par l'assurance-maladie est limitée à trois ans, et soumise à beaucoup de conditions. En France, l'Ozempic est remboursé pour les diabétiques mais ne l'est plus quand c'est pour traiter l'obésité alors qu'il s'agit d'exactement la même molécule avec simplement un dosage plus élevé et un nom différent (Wegovy).

Un marché colossal et des nuisances collatérales

Reste que, même en se limitant au diabète de type 2 et à l'obésité, le marché n'est encore qu'à peine entamé. Selon l'OMS, il y a un milliard de personnes obèses dans le monde et près de 500 millions de diabétiques de type 2. Pour l'heure, les États-Unis captent la moitié de la production mondiale des médicaments destinés à cette population, le reste allant surtout aux pays d'Europe. Andrew Young, l'un des scientifiques pionniers de cette aventure – nous le rencontrerons plus loin –, m'expliquait que « rien qu'aux États-Unis, 140 millions de personnes sont éligibles à ces traitements ». Et qu'à l'été 2024, « même si Eli Lilly et Novo Nordisk dirigeaient la totalité de leurs capacités vers ce seul pays, leur production ne couvrirait en l'état qu'à peine 10 % de la demande [américaine] ».

Bien sûr, les fabricants investissent des milliards pour satisfaire cette demande dont ils n'avaient pas prévu l'explosion. Dans les entreprises pionnières et leaders de la production de peptides, comme les suisses Bachem, Cordent et PolyPeptide, c'est l'effervescence, avec une augmentation des capacités de production sans précédent. L'appareil productif se met en branle comme jamais – nous le verrons dans la petite ville danoise de Kalundborg où Novo Nordisk produit ses analogues de GLP-1.

Cependant, comme souvent avec la croissance, la facture environnementale passe à l'as. Non seulement les stylos auto-injectables sont en plastique, à usage unique et difficilement recyclables, mais cette production nécessite des solvants chimiques. L'un d'eux s'appelle le N,N-dimethylformamide (ou DMF). Le nom évoque un produit toxique – et cette impression n'est pas trompeuse. Le règlement REACH sur les produits chimiques en Europe indique que « cette substance peut nuire à l'enfant à naître, est nocive par contact avec la peau, provoque une grave irritation des yeux et est nocive en cas d'inhalation[1] ».

Selon Jonatan Kleimark, chimiste chez ChemSec, une ONG suédoise qui milite pour le remplacement des produits chimiques toxiques, jusqu'à 100 000 tonnes de ce DMF sont produites chaque année. Mais il n'y en a pas assez et c'est une des raisons cachées de la pénurie d'Ozempic et autres Mounjaro. Jusqu'où s'élèvera la production de ce DMF s'il faut aussi satisfaire un jour la demande sans limite des gens qui veulent juste perdre quelques kilos ?

Programmés pour grossir : évolution, changement alimentaire et obésité

Ne nous y trompons pas. En dépit des effets secondaires plus ou moins établis de ces médicaments, comme le « visage Ozempic » sur lequel alertent des chirurgiens esthétiques, le filon n'est pas près de s'épuiser. Car même ceux qui subissent de plein fouet le choc GLP-1 dans leur business trouvent déjà des moyens d'en profiter. C'est le cas des chirurgiens esthétiques avec des produits de comblement. C'est aussi celui des entreprises qui sont à l'autre bout de l'équation : les géants de l'agroalimentaire.

1. Voir les documents publiés sur le site de REACH et de l'ECHA (European Chemicals Agency), ainsi que sur les fiches toxicologiques du site inrs.fr.

Au cours de l'évolution, le corps humain s'est adapté pour absorber et stocker de l'énergie sous forme de graisse. Des dizaines de milliers d'années à alterner festins de chasse et longues disettes en courant après le gibier ont programmé notre corps pour stocker de l'énergie, disponible en urgence dans le foie ou mise en réserve à long terme dans les tissus adipeux. Mais notre métabolisme n'a pas évolué à la vitesse de nos changements alimentaires.

Andrew Young m'a raconté qu'avant d'entrer dans l'aventure GLP-1, il avait passé trois ans à étudier les problèmes médicaux de la tribu des Pima en Arizona : « 5 000 individus, tous avec un diabète de type 2. » Une situation qu'il attribue au passage d'un régime intermittent, aux calories parfois rares, à un accès permanent au McDonald's et autres Coca-Cola.

Inquiétudes dans l'agroalimentaire

Logiquement, les vendeurs de régimes minceur s'inquiètent. Weight Watchers a perdu 80 % de sa valeur depuis que la célébrité américaine Oprah Winfrey a démissionné de son conseil d'administration pour faire la promotion des analogues de GLP-1.

D'autres effets sont plus étonnants. Le patron de Walmart, le géant américain de la grande distribution, constatait déjà en octobre 2023 une diminution des ventes de certains aliments chez les personnes consommant ces médicaments, qui ont un effet coupe-faim.

Dans la foulée de ces commentaires, les fabricants de snacks comme Oreo ou de sodas comme Pepsico ont dévissé en Bourse. Nestlé, le numéro un mondial de l'agroalimentaire, a pris les devants en annonçant pour la fin 2024 une nouvelle gamme d'aliments « d'accompagnement » pour les gens qui prennent du GLP-1. Un projet qui fait bondir Lucie Favre, médecin au CHUV de Lausanne à 25 kilomètres du siège de Nestlé : « On va continuer à vivre dans ce monde obésogène, continuer à exposer les plus vulnérables que sont les enfants à des calories en nombre illimité et se faire une injection de GLP-1 le matin pour résister à la dernière pub pour des chips ou des barres chocolatées ? »

Tels sont les enjeux que nous présentons dans ce livre. Appât du gain et pression de la beauté instagrammée, stratégies d'entreprises et inégalités sociales, coups de génie scientifiques et querelles de préséance pour les découvertes, trafics en ligne et fin des addictions, bénéfices médicaux et effets secondaires, dégâts environnementaux et croissance forcenée, évolution d'*Homo sapiens* et même de quelques monstres… L'histoire pleine de rebondissements des analogues de GLP-1 tend un miroir renversant à notre civilisation technoscientifique.

CHAPITRE 1

L'insuline, matrice scientifique et industrielle des médicaments miracles de la minceur

Avant le succès fulgurant de l'Ozempic et de ses consorts, un autre médicament a fait la fortune des laboratoires spécialisés dans le diabète comme Novo Nordisk et Eli Lilly : l'insuline. Cette hormone a généré un marché phénoménal depuis sa découverte en 1921. Elle est aussi la source de bien des avancées scientifiques ayant conduit à la révolution actuelle des analogues de GLP-1 contre les kilos en trop.

Comme les localités de Buffalo ou Syracuse, dans l'État voisin de New York, la ville canadienne de London, dans l'Ontario, donne une image assez éloignée de celle de l'Amérique triomphante. Ici la crise des opioïdes semble visible jusque dans les rues.

Le dernier rapport des autorités de santé de la province indique que le comté a enregistré entre 2020 et 2023 une augmentation de 92 % des admissions aux urgences suite à la prise de fentanyl et autres dérivés issus du marché noir. Les décès se comptent par centaines.

Ce n'est pas le moindre des paradoxes pour une ville où se dresse le symbole le plus prestigieux de la médecine canadienne : la maison Banting. Dans le jardin de cette demeure cossue qui semble tout droit sortie d'un tableau d'Edward Hopper trône une pyramide d'onyx. Inauguré par la reine Elizabeth en 1989, le monument porte une « flamme de l'espoir » qui jamais ne s'éteint. Elle est destinée à brûler aussi longtemps que le diabète n'aura pas été vaincu.

Sur le pas de la porte, Grant Maltman, le volubile conservateur des lieux, m'accueille avec un sonore : « Bienvenue dans le lieu de naissance de l'insuline ! »

Le berceau de l'insuline : London (Canada), la ville du Dr Banting

C'est effectivement là que le Dr Frederick Banting, en 1920, a eu l'idée d'employer l'insuline pour traiter le diabète, une maladie qu'on avait identifiée dès l'Antiquité, mais qui était alors incurable et souvent mortelle. Cette découverte a valu à Banting le prix Nobel de médecine, à peine trois ans plus tard. À 32 ans, il est resté à ce jour le lauréat le plus jeune de l'histoire.

L'insuline est célébrée alors comme un médicament miracle capable de « ressusciter les morts », rappelle Grant Maltman en me guidant dans les étroits couloirs de la Banting House. Devant une carte du monde où les visiteurs, souvent eux-mêmes diabétiques, épinglent leurs pays d'origine, il tempère :

« L'insuline n'est pas un traitement curatif, car le patient doit la prendre toute sa vie. »

Je ne peux m'empêcher de penser à la manne financière que représente un tel blockbuster, produit et utilisé depuis près d'un siècle. Selon l'International Diabetes Federation, 537 millions d'adultes vivaient avec un diabète dans le monde en 2021, contre 108 millions en 1980. En 2018, on estimait que 150 à 200 millions de ces patients devaient s'injecter de l'insuline régulièrement.

Rien qu'aux États-Unis et pour la seule année 2021, l'insuline représentait un marché de 22 milliards de dollars. C'est sans doute moins désormais depuis que l'administration Biden a plafonné le reste à charge pour les patients à 35 dollars par dose d'insuline. Mais quand on sait qu'aux États-Unis, le prix de la dose est d'une centaine de dollars – contre 10-12 dollars en Europe –, pour un coût de production de 2 à 4 dollars, on comprend que l'activité a été très lucrative et qu'elle le reste.

En songeant aux pauvres hères, probablement sous opioïdes, que j'ai croisés dans la rue Adelaïde où se situe la maison Banting, le nom de Purdue Pharma me revient en mémoire. Pour avoir fait la promotion agressive de son antidouleur OxyContin, très addictif, le laboratoire est considéré comme l'un des grands responsables de cette crise sanitaire majeure des opioïdes. Il est devenu l'un des symboles de la vénalité et du cynisme qu'on prête volontiers aux Big Pharma.

Cependant, comme on va le voir avec l'histoire de Frederick Banting, il faut se méfier des a priori. C'est la science et la médecine dans ce qu'elles ont de plus noble qui sont à l'origine de l'histoire de l'insuline. Le Dr Banting avait cédé le brevet de l'insuline à l'université de Toronto pour un dollar symbolique…

Genèse d'une invention : une intuition de chirurgien

Il allait changer la vie de millions de gens. En 1920, les diabétiques sont principalement traités au moyen d'un régime alimentaire drastique développé par le médecin américain Frederick Allen. « Cela consistait en trois bouillies de légumes par jour suivies de périodes de jeûne. Cela aboutissait souvent à ce que les patients meurent de faim plutôt que du diabète. L'espérance de vie était de six mois à deux ans après le diagnostic », précise Grant Maltman.

Dans la chambre de Frederick Banting, dont même le papier peint couleur sépia a été préservé, mon guide canadien commence par le commencement : « Le 31 octobre 1920, après une nuit d'insomnie, un jeune médecin avec une patientèle encore limitée a eu une intuition : vingt-cinq mots qu'il a notés et qui vont conduire à la découverte de l'insuline. »

Pour le profane, le sens de ces mots paraîtra un brin mystérieux : « *Diabetus* : ligaturer les canaux pancréatiques de chiens. Garder les chiens en vie jusqu'à dégénérescence des cellules acineuses et libération des îlots. Essayer d'isoler la sécrétion interne de ceux-ci pour soulager la présence de glucose dans l'urine. »

Frederick Banting propose en fait une intervention chirurgicale pour isoler des pancréas de chien afin d'en extraire une molécule particulière. Il espère qu'elle permettra d'enrayer ce qui, depuis Arétée de Cappadoce au IIe siècle apr. J.-C., est considéré comme le principal symptôme du diabète sucré : un excès de glucose dans le sang, qui donne aux urines un goût sucré.

« L'orthographe de Frederick Banting est inexacte et son hypothèse n'est pas encore tout à fait juste », précise Grant Maltman (il écrit *diabetus* pour *diabetes mellitus*). « Mais elle va suffire à déclencher une série d'événements qui conduiront à la découverte de l'insuline dix mois plus tard, puis au premier essai réussi sur l'homme six mois après. » L'histoire est étonnante, promet-il, car vraiment rien ne le prédestinait à s'attaquer au diabète.

Fils de fermiers de l'Ontario, Frederick Banting a étudié la chirurgie orthopédique à l'université de Toronto et exercé comme chirurgien militaire pendant la Première Guerre mondiale. Il a participé à la fameuse bataille de Cambrai. Mais ses talents de chirurgien de guerre ne suffisent pas à lui ouvrir les portes des hôpitaux de la métropole, de sorte qu'il finit par ouvrir un cabinet de médecin généraliste à London, Ontario, où vit sa fiancée. Quand il griffonne sa célèbre formule, c'est en fait moins les ravages du diabète, maladie mortelle à l'époque, qui obsède Banting, que sa situation financière.

« Lorsqu'il arrive à London en juin 1920, il fait tout de travers », raconte Grant Maltman, dont le débit accélère. « Il ne reprend pas le cabinet d'un médecin à la retraite. Il a manqué l'occasion (annuelle alors) d'inscrire son nom dans l'annuaire téléphonique. Il doit se contenter de trois pièces dans la maison où nous sommes. » Résultat, les patients ne se bousculent pas. « Le premier ne se présente que vingt-huit jours après l'ouverture du cabinet… »

À l'automne 1920, il a l'opportunité de gagner un peu d'argent, car l'école de médecine locale, à la Western University, a besoin de démonstrateurs en chirurgie. « Le salaire est de 2 dollars de l'heure », précise Grant Maltman. Banting saute sur l'occasion. « Vers la fin du mois d'octobre, son patron, le Pr Frederick Miller lui demande de préparer une conférence sur le diabète. »

Dans ses mémoires, Banting admettra volontiers que, à ce moment-là, il ne sait pas grand-chose du diabète. Il se plonge dans la littérature scientifique pour apprendre ce que l'on connaît à l'époque sur cette maladie. En substance, si dès 1683, le médecin suisse Johann Conrad Brunner envisage que le diabète résulte d'un défaut dans l'activité du pancréas, il faudra attendre le XIXe siècle pour voir ce lien confirmé, après que les reins et l'estomac ont longtemps fait figure de principaux suspects.

Caché sous l'estomac et connecté à la fois au système sanguin et à l'intestin, le pancréas joue un rôle clé dans la digestion. Pour l'essentiel, il produit des enzymes qui, avec la bile produite par la vésicule biliaire, servent à dégrader les nutriments en éléments assimilables dans l'intestin grêle. Mais en 1869, Paul Langerhans, un étudiant en médecine allemand, montre que deux types de cellules cohabitent dans le pancréas : les cellules acineuses, qui sécrètent les sucs digestifs, mais aussi de mystérieuses cellules regroupées en « îlots » disséminés dans le pancréas.

La fonction de ces « îlots de Langerhans », comme on les appelle de nos jours, s'avère essentielle. Mais elle restera opaque encore vingt ans, jusqu'à ce qu'un autre chercheur allemand en poste à Strasbourg, Oscar Minkowski, montre que ces amas secrètent ce qu'on appellera bientôt une hormone, laquelle est impliquée d'une manière ou d'une autre dans le réglage du niveau de glucose dans le sang.

Le défi qui se pose ensuite est d'extraire cette hormone du pancréas afin de mettre en évidence son effet sur l'excès de glucose dans le sang que provoque le diabète. Georg Ludwig

Zuelzer à Berlin et Nicolas Paulesco en Roumanie tenteront de le faire pour traiter des chiens diabétiques. Mais leurs extraits contenaient invariablement, en plus des sécrétions des îlots de Langerhans destinées à la circulation sanguine, une partie des sucs digestifs sécrétés par le pancréas. Ça ne marchait pas.

Fort de ces connaissances, Frederick Banting tombe le 31 octobre 1920 sur un article tout juste publié par le pathologiste américain Moses Barron. Il y décrit un cas rare de formation d'un calcul pancréatique semblable à un calcul biliaire, qui obstruait complètement le principal canal qui conduit les sucs produits par le pancréas vers l'intestin pour aider la digestion. Or Moses Barron constatait que, même si toutes les cellules (acineuses) qui synthétisent les enzymes digestives avaient disparu à la suite de ces calculs, les îlots de Langerhans avaient, eux, survécu.

D'où l'intuition nocturne de Banting. Il imagine qu'après avoir ligaturé le canal pancréatique d'un chien, les cellules acineuses vont dégénérer tandis que les îlots de Langerhans survivront. Ce pancréas serait ensuite retiré pour n'extraire que les sucs produits par les îlots de Langerhans, et les administrer à un chien diabétique afin de voir si le taux de sucre dans son sang et son urine diminue.

« L'innovation est donc dans la purification, commente Grant Maltman. Mais comme il n'y avait pas de quoi mener ces recherches à la Western University, Banting est orienté vers le Pr John Macleod, directeur du département de physiologie de l'université de Toronto. Banting est alors un "nobody" de 29 ans et Macleod une sommité. Leur première rencontre, le 7 novembre 1920, n'aboutit pas. Mais Macleod a dû être intrigué par l'approche chirurgicale innovante que proposait le jeune médecin. Il met à sa disposition un petit labo en mai 1921 et lui attribue un assistant, Charles Best, un étudiant en médecine de 22 ans qui cherchait un job pour l'été. »

Un don du Canada au reste du monde

Sur le campus de l'université de Toronto, je retrouve Christophe Rutty qui me raconte la suite. Cet historien a été l'élève de Michael Bliss, qui a rédigé *The Discovery of Insulin*, l'ouvrage de référence sur le sujet, publié en 1982 et traduit en français quelques années plus tard[1]. Après la disparition de son mentor, Christopher Rutty a joué un rôle de leader dans la célébration du centenaire de la découverte de 2020 à 2023 pour le gouvernement du Canada, qui considère l'insuline comme « un don du pays au reste du monde ». C'est une fierté nationale pour un pays qui, comme le précise l'historien, « n'avait encore eu aucun Nobel et qui, malgré le sacrifice de 66 000 de ses soldats pendant la Première Guerre mondiale, n'avait qu'un strapontin au traité de Versailles en 1919, où sa signature apparaît sous la rubrique “Empire britannique” ».

Devant l'amphithéâtre Macleod, qui a remplacé le laboratoire où Frédéric Banting et son élève Charles Best ont mené leurs expériences, Christophe Rutty raconte cette histoire, qui manifestement l'habite. « Pendant l'été torride de 1921, Frederick Banting et Charles Best ont mis en pratique l'approche chirurgicale du premier sur des chiens

1. Michael Bliss, *La Découverte de l'insuline*, Payot & Rivages, 1989.

d'expérimentation : ligaturer les pancréas, laisser les cellules externes dégénérer, récupérer le produit de la sécrétion des îlots, le purifier dans une solution saline puis le tester sur des chiens diabétiques. Il y aura beaucoup d'essais et d'erreurs mais la procédure s'améliore, notamment avec la suggestion de Macleod de remplacer la solution saline par de l'alcool. Fin novembre, ils injectent le produit à une chienne dont le nom, Marjorie, va entrer dans l'histoire à cause de l'effet spectaculaire du traitement sur une longue période. Quelques jours plus tard, ils l'essaient sur eux-mêmes. »

Ce que veulent Banting et Best, c'est obtenir une molécule toujours plus pure de cette substance, qu'ils appellent d'abord « isletin », avant que John Macleod ne la rebaptise « insuline » (de *insula*, « île » en latin, en référence aux îlots de Langerhans). Ils seront aidés en cela par un biochimiste venu d'Alberta, James Collip, qui va jouer un rôle important dans le passage de l'invention du laboratoire académique à l'industrie.

On n'en est pas encore là au moment où la découverte est rendue publique dans un article intitulé « Internal secretion of the pancreas », publié en février 1922 dans le *Journal of Laboratory and Clinical Medicine*. Cependant, Banting, Best, Macleod et Collip sont déjà passés aux essais cliniques. En janvier, de l'insuline bovine purifiée par Collip est donnée à Leonard Thomson, un petit garçon de 13 ans en soins intensifs à l'hôpital de Toronto. À cause de son diabète, il pèse moins de 30 kilos et alterne les phases de réveil et de coma.

Au second essai, après un échec dû à une réaction allergique consécutive à une mauvaise purification, le traitement rend littéralement la vie au jeune garçon. Le petit Leonard vivra jusqu'à l'âge de 26 ans avant d'être emporté par une pneumonie. Il est le premier d'une longue liste d'enfants sauvés par la découverte des savants de Toronto. C'est le début de la carrière de l'insuline comme médicament et de la bataille en reconnaissance par ses découvreurs.

La question du brevet et de l'exploitation commerciale de l'insuline

La question du brevet a d'abord pour effet de tendre les relations entre les quatre chercheurs au centre de la découverte de l'insuline. L'université de Toronto est sous pression à cause des entreprises qui commencent à graviter autour de la découverte. « L'idée d'un brevet devient essentielle à ce stade, explique Christopher Rutty. Un chimiste ou une entreprise disposant de suffisamment de connaissances pour comprendre les principes de base aurait pu en déposer un avant tout le monde. »

On craint ainsi que le biochimiste James Collip, qui a joué un rôle clé pour produire les premières doses d'insuline assez pures pour un usage clinique, ne reparte pour son Alberta natale afin d'y déposer un brevet. En outre, une conférence de Banting et Macleod dans le Connecticut fin décembre 1921 a éveillé l'intérêt du laboratoire pharmaceutique américain Eli Lilly, *via* son directeur de recherche George Clowes.

Cette situation va d'abord conduire à un accord de recherche et développement avec les laboratoires Connaught, une institution publique hébergée sur le campus de l'université de Toronto. « Cet accord avec Connaught va déterminer la philosophie du brevet, poursuit Christopher Rutty. Il contient une clause destinée à éviter tout monopole, comme le souhaitent aussi bien les chercheurs que le comité de l'insuline que l'université a mis en place pour la prise du brevet. »

Il est ainsi convenu que Connaught « examinera ultérieurement la question de la production commerciale de l'extrait ou des extraits lorsque sa valeur aura été établie, pour peu qu'elle le soit, et que sa méthode de préparation aura été donnée au monde entier. » « Ce n'était pas une question d'argent en soi, commente Christopher Rutty, plutôt de confiance publique, à une époque où il n'y avait pas de réglementation sur les médicaments. Il fallait que ce soit équitable et universel. »

Connaught va cependant se révéler incapable de faire face immédiatement à la demande qui croît rapidement au fur et à mesure que la nouvelle de la découverte se répand. Et notamment après que la fille du secrétaire d'État des États-Unis de l'époque, Elizabeth Hughes, a reçu le traitement, en août 1922.

À Indianapolis, l'entreprise créée en 1876 par le colonel nordiste Eli Lilly veut aussi aller de l'avant. « Les entreprises pharmaceutiques américaines faisaient peu de recherche, précise Christophe Rutty. Mais Eli Lilly avait alors choisi de suivre le modèle des sociétés pharmaceutiques européennes. Elle misait fortement sur l'innovation scientifique. » L'entreprise obtient en juin 1922 le droit de développer pendant une année l'industrialisation de la molécule. « Une sorte de partenariat public-privé », selon Christopher Rutty.

Toutefois, comme Eli Lilly apporte ses propres innovations à la fabrication de l'insuline à grande échelle et que d'autres compétiteurs se profilent, la question de la propriété intellectuelle devient plus urgente pour le comité de l'insuline de l'université de Toronto. Il n'a cependant guère d'expérience en la matière.

Avant l'insuline, il n'existait que deux brevets portant sur des médicaments dérivés d'une hormone. Il y avait, d'une part, l'adrénaline, découverte par un chimiste japonais qui avait vendu son brevet à une entreprise américaine et, d'autre part, la thyroxine, utilisée contre les carences thyroïdiennes, dont la Mayo Clinic et l'université du Minnesota avaient délégué la production à l'entreprise Squibb and Sons – un des ancêtres du géant pharmaceutique Bristol-Myers Squibb –, tout en conservant le contrôle du prix de vente afin que la molécule reste accessible à tous.

C'est ce dernier modèle qui va inspirer l'université de Toronto, laquelle souhaite aller encore plus loin. Après que Banting, Best et Collip ont cédé leurs droits pour un dollar symbolique, le brevet de l'université de Toronto porte sur les seuls effets de l'insuline plutôt que sur sa méthode de fabrication. Il prévoit que lorsque les détails de la méthode de production seront publiés, « n'importe qui sera libre de préparer l'extrait, mais personne ne pourra s'en assurer le monopole ».

Bœufs américains et cochons danois : méthodes et organisation industrielles

Premiers partenaires, Connaught et Eli Lilly obtiennent bien sûr une licence pour le Canada et les États-Unis, respectivement. Mais d'autres entités, commerciales ou non, obtiennent bientôt la possibilité de produire aussi de l'insuline. L'université de Toronto commence par offrir au Medical Research Council britannique les droits sur le brevet de l'insuline pour le Royaume-Uni et ses colonies. D'autres pays et entreprises suivent rapidement, comme Hoechst en Allemagne.

Le cas du Danemark est particulièrement intéressant, puisqu'il est à l'origine de Novo Nordisk, le laboratoire pharmaceutique qui a produit l'Ozempic. Prix Nobel de médecine 1920 pour ses travaux sur les capillaires et leur rôle dans la régulation du flux sanguin, le Pr August Krogh et sa femme Marie se rendent à Toronto en novembre 1922, à l'occasion d'une tournée de conférences. Ils sont d'autant plus intéressés par l'insuline que Marie Krogh est elle-même diabétique. Quand ils repartent au Danemark, ils ont l'autorisation du conseil de l'insuline de Toronto d'introduire le médicament en Scandinavie. Cela aboutit à la création du Nordisk Insulinlaboratorium en 1923.

Alors que l'insuline américaine est extraite de pancréas de bœuf, le Danemark doit adapter la formule à sa propre industrie agroalimentaire et opte pour le porc – les organes étant récupérés dans les abattoirs. Comme le pancréas porcin est plus riche en graisse que son homologue bovin et qu'il contient une puissante enzyme digestive, une étape de purification chimique supplémentaire est nécessaire.

En 1924, une brouille éclate entre la direction de Nordisk et Thorvald Pedersen, l'un des chimistes chargés d'améliorer la purification, qui va aboutir au départ de ce dernier. Avec son frère Harald, il se met alors à produire une insuline concurrente, baptisée Novo. Ils conçoivent aussi une seringue permettant aux patients de s'auto-injecter facilement de l'insuline prédosée.

Cette scission conduit à la création en 1925 de Novo Therapeutisk Laboratorium, et une concurrence aussi féroce que durable s'installe entre les deux entreprises. Elle durera jusqu'en 1989, quand les deux sociétés fusionnent pour devenir Novo Nordisk. Novo, qui a mieux su s'adapter au marché international, est alors cinq fois plus grosse que sa concurrente.

La disparition des fondateurs des deux entreprises, rivaux devant l'éternel, a permis cette fusion. Mais celle-ci résulte surtout d'un changement radical du marché de l'insuline, entamé dès les années 1960. Pour la première fois de l'histoire, les grands producteurs d'insuline commencent à avoir du mal à répondre à la demande mondiale.

Un nouveau défi : satisfaire la demande d'insuline

En cause, l'explosion du nombre de cas de diabète. « On considère généralement que le diabète touchait entre 0,5 et 2 % de la population des pays industrialisés au moment de la découverte de l'insuline en 1921 », explique Christopher Rutty. Aujourd'hui, ce serait plus de 8 % de la population mondiale et plus encore dans certaines régions comme l'Europe (10 %), les États-Unis (14 %) ou l'Arabie saoudite (25 %), selon l'OMS.

Pour des raisons mal comprises, le diabète dit de type 1, lié à des prédispositions génétiques et diagnostiqué chez les enfants et les adolescents, progresse un peu partout dans le monde. Mais c'est surtout le diabète de type 2 qui explose chez les adultes, au point de représenter de nos jours plus de 90 % des cas de diabète dans le monde. Cette hausse-là résulte des changements drastiques dans les modes de vie occidentaux, où la sédentarité se conjugue à une alimentation trop riche.

À partir des années 1960, cette « épidémie » de diabète commence à déséquilibrer l'économie de l'insuline. Les pancréas porcins ou bovins, dont est extraite la molécule, deviennent plus difficiles à obtenir. Il faut environ 2 tonnes de pancréas porcins ou bovins pour produire 200 grammes d'insuline purifiée. Un pancréas de bœuf pesant environ 5 kilos, cela signifie 400 animaux… Très vite, l'approvisionnement auprès des abattoirs devient un problème.

S'y ajoute l'inflation galopante bientôt aggravée par les chocs pétroliers. En 1974, les salaires américains ont augmenté de 50 % par rapport à 1968. Les pancréas, quant à eux, sont devenus 85 % plus chers que l'année précédente. Eli Lilly procède alors à sa première augmentation du prix de l'insuline en vingt-huit ans, et ses concurrents lui emboîtent le pas.

« La question du prix de l'insuline est très sensible, souligne Christopher Rutty. Elle peut vite devenir un problème pour des patients qui se l'administrent toute leur vie et pour les systèmes de santé qui la remboursent. » « C'est vrai », renchérit le biochimiste Richard DiMarchi, qui fut vice-président d'Eli Lilly jusqu'à sa démission en 2003 et qui a joué un rôle clé dans les recherches sur l'insuline, puis sur les agonistes de GLP-1, « nous approchions d'une période où nous aurions dû rationner l'insuline. »

Adieu veaux, vaches, cochons : l'insuline et la révolution des biotechnologies

Comment empêcher l'insuline, désormais l'un des médicaments les plus utilisés au monde, d'atteindre des prix insoutenables ? C'est l'essor des biotechnologies qui va fournir une solution. Des chercheurs de l'hôpital City of Hope de Los Angeles et de la start-up Genentech, pionnière du secteur, parviennent à introduire le gène humain de l'insuline dans de l'ADN bactérien (*E. coli*), afin de produire de l'insuline humaine dans des bioréacteurs. En quantité faramineuse, sans être limité par la production animale.

Un accord est trouvé et c'est Eli Lilly qui sera le premier à produire cette insuline recombinante humaine, baptisée Humulin, en 1982. Ce succès n'est sans doute pas étranger à la fusion de Novo avec Nordisk en 1989. « Avec les biotechnologies, il n'est plus nécessaire d'être proche d'une source animale et vous pouvez produire partout. Il y avait la crainte que les limites géographiques des marchés héritées des débuts de l'insuline ne tiennent plus », observe Richard DiMarchi. En 1991, Novo Nordisk commercialise aussi sa propre insuline issue des biotechnologies, le Novolin.

L'insuline est donc la toute première application de ce qui sera la grande révolution biomédicale de la fin du XXe siècle : l'essor des biotechnologies, à l'origine de la plupart des nouveaux médicaments récents, des thérapies ciblées contre le cancer aux analogues de GLP-1 contre le diabète et l'obésité. Mais le plus étonnant, c'est que ce sont des découvertes générées par l'insuline elle-même qui ont précipité cette révolution qui va conduire à la découverte puis au développement des médicaments miracles du siècle suivant, les analogues de GLP-1.

Retour à Toronto, en 1923. En cette matinée du 26 octobre, Frederick Banting découvre la une du *Globe and Mail*, qui annonce l'attribution du prix Nobel à John Macleod, professeur de physiologie à l'université de Toronto, et lui-même. Il est le plus jeune lauréat de l'histoire, récompensé deux ans après sa découverte de l'insuline, mais il est furieux. Il pense même, dans un premier temps, refuser le prix – avant de se raviser, car personne ne refuse un Nobel scientifique.

Le motif de son ire ? Banting estime que Macleod, avec qui il entretient des relations compliquées, a joué un rôle tout à fait annexe et ne méritait pas un tel honneur. Surtout, il est outré que manque, dans la liste des lauréats, le nom de son propre assistant Charles Best, interne en médecine de 22 ans au moment de la découverte.

Banting envoie immédiatement un télégramme à la Harvard Medical School de Boston, où Best est en train de donner une conférence. Le grand diabétologue Elliot Joslin le lit à haute voix : « Les administrateurs du prix Nobel ont décerné le prix à Macleod et moi-même. Ma part vous revient aussi, pour toujours. » Le prix s'accompagne d'une dotation de 40 000 dollars, partagée à égalité par les deux lauréats officiels. Banting cède la moitié de sa propre part à Best et Macleod fera de même quelques semaines plus tard avec James Collip.

Ce genre de controverse est consubstantiel au Nobel, qui fait toujours plus de déçus que de lauréats. Un siècle plus tard, on en détecte les prémices avec les analogues de GLP-1, médicaments révolutionnaires contre le diabète et l'obésité. Alors que tout le monde s'attend à voir la découverte de GLP-1 couronnée de la récompense scientifique suprême, une chercheuse se sent déjà flouée : écartée à tort du brevet, elle craint qu'il n'en soit de même pour la course au Nobel comme nous allons le voir.

Mais les liens entre l'insuline et l'hormone GLP-1 ne s'arrêtent pas aux chicaneries autour des brevets et des honneurs. Les avancées qui pavent l'histoire de l'insuline ont participé, à tous les niveaux, à préparer le triomphe de l'Ozempic et des autres analogues de GLP-1.

Ainsi, à partir de 1921, les innovations sur l'insuline vont d'abord venir des industriels. L'insuline de Banting et Best n'avait qu'une courte durée d'action, de l'ordre de six heures. En la combinant avec de la protamine, une protéine extraite du sperme de truite, l'un des fondateurs de Nordisk, Hans Christian Hagedorn, obtient en 1936 une insuline à absorption lente, qui diminue le nombre d'injections nécessaires de quatre ou cinq par jour à deux. L'année suivante, des chercheurs des laboratoires Connaught découvrent que l'ajout d'une infime quantité de zinc à cette insuline protamine prolonge son action jusqu'à trois jours.

Le laboratoire américain Eli Lilly, incorpore rapidement cette modification à sa formule. Alors que le brevet de Banting, Best, Collip et Macleod s'éteint en 1940, les industriels comme Eli Lilly et son homologue danois Novo continuent de peaufiner des versions toujours plus efficaces d'insuline à action lente. Ce savoir-faire chimique sera déterminant dans la mise au point des médicaments comme Ozempic.

Une pluie de Nobel

Dans cette période, les progrès incrémentaux autour de l'insuline s'accompagnent d'innovations beaucoup plus radicales en médecine. Elles ont lieu surtout dans les laboratoires universitaires, avec le développement de la biologie moléculaire. Or, comme le souligne Christopher Rutty, « l'insuline a souvent été la protéine de choix de ces progrès. Elle a conduit à beaucoup de prix Nobel ».

Et de fait, en 1953, à l'université de Cambridge, pendant que James Watson, Francis Crick et leur collègue oubliée du Nobel, Rosalind Franklin, élucident la structure en double hélice de l'ADN, leur voisin de campus, le biochimiste Frederick Sanger montre que les protéines sont constituées de séquences déterminées d'acides aminés, en détaillant les 51 acides aminés qui constituent… l'insuline bovine. Cela lui vaut le prix Nobel de chimie en 1958.

L'insuline est aussi la protéine de choix pour d'autres découvertes essentielles au développement de la biologie moléculaire et de son bébé industriel, le génie génétique. C'est la structure de l'insuline porcine que la biochimiste Dorothy Crowfoot Hodgkin, Nobel de chimie 1964, s'attache à élucider grâce à sa technique de cristallographie par rayons X. Ses travaux sont essentiels pour comprendre la façon dont les molécules interagissent avec les cellules.

La chercheuse new-yorkaise en physique médicale Rosalyn Yalow, Nobel de médecine 1977, utilise aussi l'insuline pour mettre au point le principe du dosage radio-immunologique qui permet de doser des molécules présentes en quantités infinitésimales dans les fluides corporels. Sa découverte, réalisée en étudiant l'insuline, ouvre des possibilités inédites qui renouvellent le champ du diagnostic médical et de l'étude des hormones. Elle se révélera cruciale dans la mise au point du tout premier analogue de GLP-1.

Avec d'autres outils comme les premiers ciseaux génétiques inventés par le Suisse Werner Arber, encore un Nobel, en 1978, et l'ADN recombinant (l'insertion de gènes d'une espèce dans le génome d'une autre) de Paul Berg, Nobel en 1980, les découvertes effectuées avec l'insuline vont conduire à l'avènement du génie génétique à la fin des années 1970. Avec un premier grand succès : l'insuline recombinante.

Problèmes résiduels et solutions alternatives

De fait, pour miraculeuse qu'elle ait pu être à l'époque, l'insuline d'origine animale posait tout de même quelques problèmes. Au-delà de la difficulté de se procurer des pancréas de vaches et de porcs, évoquée plus haut, l'insuline porte aussi un risque de transmission interespèces de nouveaux pathogènes.

« Dans les années 1970, on venait de découvrir des cas de maladie de Creutzfeldt-Jakob chez des enfants traités avec des hormones de croissance infectés par des prions », rappelle Richard DiMarchi, l'un des pionniers de l'insuline recombinante et ancien cadre d'Eli Lilly. « Certes, [ces prions] venaient de cerveaux de cadavres humains et il n'y avait pas encore de crise de la vache folle. Mais l'inquiétude était là. Elle n'est pas étrangère à la vitesse d'enregistrement de l'Humulin, la première insuline recombinante, par la Food and Drug Administration (FDA) en 1982. »

Par ailleurs, Rosalyn Yalow a mis au point le principe du dosage radio-immunologique en se penchant sur les problèmes immunitaires liés aux insulines animales. Certains patients développent des anticorps dirigés contre l'insuline animale, surtout bovine, à l'origine de nombreuses complications, qui vont de la crise allergique à la neutralisation de la substance.

Ces différentes limites ont conduit l'industrie pharmaceutique à développer différents médicaments antidiabétiques, qui sont généralement utilisés en première intention, avant les injections d'insuline. Laura Marino, diabétologue au Centre hospitalier universitaire de Lausanne (CHUV), les énumère : « Le plus ancien est la metformine, qui diminue l'insulinorésistance en permettant une meilleure absorption du glucose par le foie et les muscles. On a aussi des médicaments (sulfamides et glinides) qui stimulent la sécrétion résiduelle d'insuline par les cellules bêta chez les diabétiques de type 2, avec cependant des risques d'effets secondaires. Enfin, toujours pour le type 2, il existe un certain nombre de médicaments inhibiteurs qui facilitent l'excrétion urinaire du glucose par les reins. »

Toutefois, « rien ne remplace l'insuline », comme me l'a martelé à de nombreuses reprises Grant Maltman, le conservateur du musée installé dans le premier cabinet de Frederick Banting. L'industrie pharmaceutique a d'abord caressé l'espoir de parvenir à synthétiser chimiquement l'insuline, mais cette quête s'annonça beaucoup plus difficile que prévu. Et c'est finalement l'insuline « humaine » produite par génie génétique, grâce à des bactéries ayant reçu le gène humain de l'insuline, qui triomphe dans les années 1980 et prend le pas sur l'insuline d'origine animale.

L'insuline humaine résout les problèmes évoqués avec l'insuline animale et s'avère moins chère à produire. C'est chez Eli Lilly, qui contrôle alors près de 60 % du marché que naît ce savoir-faire, puis chez Novo Nordisk. Les laboratoires Connaught, rachetés en 1972 par un fonds du gouvernement canadien (avant de devenir au fil des fusions une filiale du groupe Sanofi en 2004), devront se résoudre dans les années 1980 à collaborer avec Novo pour lancer leur propre insuline humaine produite par des levures modifiées.

Richard DiMarchi, qui a rejoint Eli Lilly en 1981, était aux premières loges de cette innovation qui a mis (et continue) de mettre l'industrie pharmaceutique cul par-dessus tête. Il n'est pourtant pas biologiste, mais chimiste. Il a été formé à New York par Bruce Merrifield à la synthèse à l'état solide – une autre découverte fondamentale pour GLP-1 et encore un prix Nobel, en 1984… Comme il est aussi l'un des pionniers de GLP-1, je l'ai rencontré dans un hôtel de la capitale danoise, la veille d'une conférence à l'université de Copenhague.

La chimie pour surpasser la nature : vers le premier analogue d'insuline

Avec un art tout américain de raconter son histoire, Richard DiMarchi explique : « Quand j'ai quitté [la Rockefeller University à] New York, on m'a demandé pourquoi je partais pour l'Indiana. C'est un endroit où on ne va que si on est fou ou poursuivi par la justice. Mais j'ai rejoint Lilly littéralement pour apprendre les biotechnologies. C'était la seule entreprise possédant l'expérience de la fermentation à grande échelle nécessaire pour produire des protéines génétiquement modifiées grâce à son expérience dans les antibiotiques. La plupart des autres entreprises faisaient des comprimés chimiques. À cette époque, les protéines étaient l'arrière-boutique de l'industrie pharmaceutique qui faisait ses grands succès commerciaux avec des molécules chimiques comme les hypotenseurs, les statines contre le cholestérol et les anxiolytiques comme le valium de Roche. »

Quand Eli Lilly dépose en 1978 une licence sur l'insuline recombinante humaine en partenariat avec Genentech, la jeune pousse n'en a produit que quelques milligrammes. « Au moment du lancement par Lilly quatre ans plus tard, c'était 100 kilos. Si vous transformez cela en distance, 1 milligramme c'est 60 kilomètres, la distance de Lausanne à Genève ou de Paris à Fontainebleau, tandis que 100 kilos, c'est en équivalent la distance de la Terre à la Lune et retour – dix fois », poursuit Richard DiMarchi, jamais avare en métaphores.

S'il se définit comme un « fantassin » dans le développement de cette première insuline recombinante, Richard DiMarchi va jouer un rôle de leader dans la phase suivante. « J'étais fasciné par le pouvoir d'utiliser les lois de la nature pour produire quelque chose qui n'existait pas. Mais je pensais que la chimie pouvait encore améliorer ce qu'on produisait en utilisant ces lois de la nature. » Cette combinaison biologie-chimie sera effectivement décisive pour les analogues de GLP-1.

En attendant, c'est elle qui va conduire au lancement par Eli Lilly, en 1996, d'Humalog, un analogue d'insuline, autrement dit une molécule produite par génie génétique mais dont la séquence d'acides aminés est ensuite modifiée chimiquement afin d'améliorer sa performance thérapeutique.

Cette combinaison de biologie et de chimie fait de l'insuline la matrice scientifique de nombreuses découvertes, jusqu'aux analogues de GLP-1 aujourd'hui. Et ce n'est pas un hasard si Eli Lilly et Novo Nordisk se sont servis de l'héritage de l'insuline pour faire de ces derniers les médicaments stars du XXIe siècle.

CHAPITRE 2

À la poursuite de la molécule-minceur : tripes, baudroies et génie génétique

La quête de GLP-1, l'hormone qui fait mincir, commence dans l'intestin, à un endroit où personne ou presque ne pensait plus qu'on trouverait quoi que ce soit d'intéressant. Et pourtant… Dans cette partie de l'histoire, on croise un Danois mélomane, un Allemand péremptoire, et un Estonien qui, dans son labo à l'odeur pestilentielle, collectionne les intestins de porc.

On n'a pas souvent la surprise d'entendre la musique composée par un évêque du XVIIe siècle dans un laboratoire de biologie moléculaire. Même celui dont Einstein considérait qu'il s'agissait du plus grand compositeur italien… « C'est du Agostino Steffani », m'explique Jens Juul Holst en m'accompagnant vers son bureau. « On a redécouvert des arias d'opéras qu'il avait composés et qu'interprète Cecilia Bartoli. J'adore ! »

À l'université de Copenhague, Jens Holst, barbe fine et langage pétillant, peut bien se permettre ces caprices de mélomane. Il est une star. Avec d'autres chercheurs, il est sur la *short list* des prix Nobel de médecine pour la découverte de GLP-1, l'hormone à l'origine des médicaments contre le diabète et l'obésité que l'on s'arrache aujourd'hui aussi pour maigrir.

Le Danemark compte quatorze Nobel, dont une dizaine affiliée à l'université de Copenhague. Il en est un particulièrement important dans cette histoire : August Krogh, récompensé en 1920, qui fondera le laboratoire Nordisk quatre ans plus tard pour développer l'insuline tout juste découverte (voir le chapitre précédent). Si Novo Nordisk est désormais le leader de la minceur sur ordonnance, avec ses médicaments Ozempic pour le diabète et Wegovy pour l'obésité, que sa capitalisation boursière dépasse celle du géant du luxe LVMH et même le PIB du Danemark, elle le doit largement à Jens Holst. Ainsi qu'à des tripes de cochon et un poisson monstrueux.

Comment un Danois mélomane a trouvé la molécule minceur dans des tripes de cochon : Jens Holst à la recherche de l'incrétine

Comme me l'a confié un autre pionnier du domaine, le biologiste suisse Bernard Thorens, « Jens Holst connaît toute l'histoire » de cette découverte fracassante. Dans son bureau de l'université de Copenhague, il se remémore. « Je voulais devenir chirurgien et j'étudiais pour cela au début des années 1970. Mais notre département de l'hôpital de Copenhague est devenu une partie de l'université. Du coup, mon patron est devenu professeur. Et moi je suis devenu chercheur. »

Au départ, Jens Holst a du mal à s'adapter à ce changement. Il lui faut un projet de doctorat et si possible se distinguer. « Nous avions des patients en chirurgie gastro-intestinale qui développaient une forte hypoglycémie[1] après l'intervention et nous voulions comprendre pourquoi. »

On sait alors depuis un demi-siècle que le taux de sucre dans le sang est régulé par deux hormones sécrétées par le pancréas : l'essentielle insuline mais aussi une hormone antagoniste, le glucagon, qui au contraire augmente le glucose dans le sang. Pour être en bonne santé, l'objectif est d'obtenir sur le long terme une glycémie stable, nécessaire au bon fonctionnement des organes, alors même que la prise alimentaire, et donc l'apport de sucre, se fait sur un temps court.

Avec des chercheurs de Nordisk, Jens Holst part sur une intuition qui s'avérera géniale pour expliquer la chute du taux de sucre de ses patients opérés : celle des hormones produites dans l'intestin. Il découvre ainsi une première hormone intestinale qui pourrait jouer un rôle dans le réglage de la glycémie, la glicentine. Ce faisant, il ressuscite une vieille théorie, dite de l'incrétine, alors tombée en désuétude… pour de mauvaises raisons.

La théorie de l'incrétine suppose qu'il y a dans l'organisme des facteurs qui réagissent à la présence de nutriments pour aider le pancréas à réguler le taux de sucre, en plus du signal

1. Une baisse anormale de glucose dans le sang.

reçu directement par le pancréas en fonction du niveau de glucose dans le sang. C'est ce qui ne marche plus chez les diabétiques de type 1 et mal chez ceux de type 2. Il y aurait donc un deuxième signal pour une régulation plus efficiente. C'est l'espoir d'une voie thérapeutique inédite pour soigner le diabète qui se transforme en véritable épidémie au début des années 1980.

Parce qu'il reçoit les nutriments après le vidage de l'estomac, l'intestin faisait a priori figure de suspect idéal : c'est là qu'on allait chercher ce qui déclenche cette cascade biologique. Dès 1856, le médecin et physiologiste français Claude Bernard avait constaté que l'arrivée du contenu de l'estomac dans l'intestin grêle déclenche une production importante de suc par le pancréas. La question était de savoir comment ces deux organes communiquaient.

Une théorie enterrée trop tôt

Via des hormones, vont suggérer les découvreurs de ces messagers chimiques, les chercheurs britanniques Ernest Henry Starling et William Bayliss en 1905. Eux avaient découvert la première hormone intestinale, baptisée sécrétine, qui incite le pancréas à produire un suc qui va dans l'estomac pour en réduire l'acidité. L'idée était qu'une autre hormone intestinale pouvait stimuler la production par le pancréas d'insuline dans le sang (sécrétion interne à l'organe). Cette hormone inconnue est baptisée incrétine par le physiologiste belge Jean La Barre dans les années 1930.

Si on n'a pas cessé de découvrir de nouvelles hormones par la suite (progestérone, sérotonine, dopamine...), les incrétines de l'intestin sont passées, elles, au second plan. Elles ont même fini par être jetées aux oubliettes dans les années 1940 par le patron de l'endocrinologie à l'université de Chicago, Andrew Ivy, sur la base d'expériences animales discutables sur le chien.

Il faut dire qu'Andrew Ivy était influent : président de l'American Physiological Society, il représente le corps médical au procès de Nuremberg en 1946. À l'époque, il est peut-être le médecin le plus célèbre des États-Unis, mais il est loin d'être un champion de rigueur scientifique. Il perdra tout crédit par la suite, pour avoir soutenu dans les années 1950 le développement très lucratif d'un médicament contre le cancer qui s'avérera une sombre affaire de charlatanisme venue de Yougoslavie.

En 1964, l'observation par des chercheurs de l'université du Colorado que l'ingestion alimentaire de glucose aboutissait à une production plus élevée d'insuline que si le glucose était simplement injecté par intraveineuse dans le sang ressuscite la théorie de l'incrétine. Il devait y avoir autre chose, notre deuxième signal, pour expliquer ce surplus d'insuline. Et comme il semble lié à l'ingestion d'aliments, ce quelque chose doit se trouver quelque part dans le tube digestif. Les tripes ?

Le goût de l'intestin

Malgré cela, l'incrétine n'a toujours pas le vent en poupe. « Dans les années 1970, on nous considérait un peu comme des fous, se souvient Jens Holst. J'ai fait une présentation dans un congrès d'endocrinologie en 1973. Le soir, je suis allé au bar. Un groupe de chercheurs britanniques m'a demandé ce que je faisais. Je leur ai dit que je travaillais sur des hormones de l'intestin et là ils se sont tournés et ont trouvé cela dégoûtant. » Il sourit. « Mais nous, nous aimions l'intestin. »

Jens Holst n'est pas tout à fait seul à nourrir un intérêt pour les messagers hormonaux issus des tripes. Fils du neurologue Hans Gerhard Creutzfeldt (codécouvreur de la maladie Creutzfeldt-Jakob), l'un des géants de l'endocrinologie de l'époque, Werner Creutzfeldt, est professeur à la prestigieuse université de Göttingen – celle des génies de la physique quantique Heisenberg et Fermi, et du père de la bombe atomique Robert Oppenheimer.

Auteur de plus de sept cent cinquante publications scientifiques, Werner Creutzfeldt a fait de la découverte de l'hormone incrétine la mission de sa vie. Son article de 1979, « The incretin concept today », fait renaître cette théorie. Il aura une énorme influence sur tous les chercheurs du domaine à l'époque, à commencer par Jens Holst qui inaugure alors une relation de longue durée avec le groupe de Göttingen.

« C'était vraiment le professeur allemand dans toute sa rigueur », sourit Jens Holst en évoquant le souvenir de celui qui, malgré la différence d'âge, était devenu un ami. « Il a énoncé les critères précis de ce que devait être une hormone incrétine. » À savoir : réagir aux aliments passant dans le tube digestif, stimuler la sécrétion d'insuline, en lien avec la prise alimentaire. Autrement dit, cette incrétine agit comme un amplificateur du signal glucose que le pancréas reçoit du sang afin que la glycémie soit aussi bien réglée que la pression sanguine.

Parallèlement à ses travaux sur la glicentine, Jens Holst s'intéresse aussi à une autre hormone qui n'est pas étrangère à la renaissance de la théorie incrétine dans les années 1970. À l'Institut Karolinska de Stockholm, un jeune chercheur du nom de John Brown est parvenu à isoler et à séquencer en 1971 une hormone intestinale inconnue : le GIP (Gastric Inhibitory Polypeptide). Elle fait partie aujourd'hui du médicament anti-obésité d'Eli Lilly, le Zepbound.

« C'était clairement un candidat incrétine et nous avons commencé à le tester même s'il n'induisait pas ces niveaux fous de sécrétion d'insuline que nous constations avec les hypoglycémies de nos patients après la chirurgie intestinale. » Pour ce faire, le jeune Jens Holst peut s'appuyer sur un autre pilier de la science hormonale de l'époque, lui aussi en Suède : Viktor Mutt, au Karolinska de Stockholm.

C'est dans cet institut, qui attribue les prix Nobel de médecine, que Mutt, né en Estonie, a trouvé refuge pour échapper à la conscription soviétique. Il est engagé à cette époque dans une vaste chasse aux hormones peptidiques. Dans son laboratoire, que plusieurs chercheurs m'ont décrit comme « un véritable abattoir où régnait une odeur pestilentielle », Viktor Mutt extrait à la chaîne les intestins des cochons. « Les cochons sont des animaux très proches de l'homme, en particulier en ce qui concerne la physiologie digestive. Ils sont omnivores et leur intestin et leur pancréas sont très similaires au nôtre », souligne Jens Holst.

Viktor Mutt – Jens Holst fait claquer les deux t de son patronyme – a extrait littéralement des dizaines de milliers d'intestins de porcs issus d'abattoirs pour arroser des dizaines de labos du monde entier avec les peptides qu'il isolait. De nombreuses hormones peptidiques ont ainsi été découvertes, qui sont aujourd'hui à la base de tests diagnostiques et de médicaments. « C'était le cas de notre glicentine. Il y avait beaucoup d'autres peptides qui auraient pu servir à sécréter de l'insuline et nous les avons aussi testés. »

Chou blanc sur les peptides ?

Parmi ces peptides découverts dans le laboratoire de Viktor Mutt, il y a donc le GIP. Il suscite beaucoup d'espoir depuis qu'une étude canadienne a fait soupçonner son rôle dans la sécrétion d'insuline au début des années 1970. Creutzfeldt et Holst l'étudient en l'associant à des anticorps pour empêcher cette molécule d'agir chez des souris de laboratoire. « Si c'était la bonne molécule incrétine, la bloquer aurait dû logiquement diminuer la production d'insuline. Mais ce n'était pas le cas », reprend Jens Holst. Chou blanc, alors ? Pas tout à fait.

« Nous collaborions aussi à l'époque avec un chirurgien qui effectuait des réductions d'intestin. Il a regardé l'effet de cette molécule GIP chez des patients qui avaient subi une résection du petit intestin et il n'y avait pas de corrélation avec l'effet incrétine. Par contre, l'effet incrétine sur la production d'insuline variait considérablement entre les patients qui avaient conservé cette portion d'intestin et ceux chez qui elle avait été enlevée. Nous nous sommes alors dit que, comme ce n'était pas GIP, il devait y avoir une autre hormone dans cette partie de l'intestin préservé qui agit, elle, sur la sécrétion d'insuline. »

Pour transformer cette observation en découverte, il faut trouver cette hormone fantôme. Jens Holst sait où chercher. Il lui reste à déterminer comment ?

La piste des précurseurs

Dans son labo de l'université de Copenhague, le chercheur danois a un début de piste. « Ce qu'il faut bien comprendre, c'est qu'à cette époque on venait de découvrir les précurseurs d'hormones, autrement dit des molécules qui n'ont pas d'activité en elles-mêmes, mais qui vont donner naissance aux hormones qui, elles, agissent vraiment sur les cellules. »

Le premier de ces précurseurs, c'est celui de l'insuline. En 1967, à Chicago, le biochimiste Donald Steiner montre comment la pro-insuline produite dans le pancréas donne ensuite naissance à l'insuline. Le gène code cette première protéine, puis elle est découpée par des enzymes pour aboutir à la protéine finale, celle qui a une action biologique. Une remarque personnelle : j'ignore pourquoi cette découverte fondamentale n'a pas été récompensée par un Nobel. Peut-être parce que dans cet âge d'or de la biologie moléculaire, il y avait trop de découvertes ?

« Cette découverte est centrale, explique Jens Holst. À partir de là, on a repéré que toutes les hormones peptidiques sont formées à partir de précurseurs qui sont coupés par des enzymes pour produire les hormones finales qui, elles, ont une action biologique. Cela signifie qu'à partir de la même séquence génétique au départ vous pouvez avoir différentes hormones qui au bout du compte jouent des rôles distincts. »

Autrement dit, il est possible que l'hormone incrétine tant recherchée soit contenue dans un précurseur qui, en se divisant, donne diverses hormones aux effets très différents, voire contraires. Ce n'était pas le cas pour la pro-insuline. Peut-être auront-ils plus de succès du côté du précurseur du glucagon, l'hormone antagoniste ?

Jens Holst et son équipe vont d'abord appliquer cette hypothèse à l'hormone qu'ils ont découverte, la glicentine. « On la trouve aussi bien dans le pancréas que dans l'intestin, explique-t-il. Pour cette raison, nous nous sommes demandé si ce n'était pas cette hormone qui était le précurseur du glucagon que nous continuions de chercher. Il y avait cependant un problème avec cette idée : la séquence des acides aminés de la glicentine n'était pas assez longue pour qu'en la coupant, des enzymes puissent libérer à la fois l'hormone du glucagon et d'autres peptides utiles comme l'hormone incrétine. »

Quand on cherche une aiguille dans une botte de foin ou une hormone dans des intestins de cochon, il faut pouvoir suivre la cascade de phénomènes biologiques qui, de l'ADN à l'ARN messager puis au précurseur de diverses protéines, vont aboutir à créer l'hormone qui agit vraiment dans le corps. Le long de ce chemin, il existe toutes sortes d'indices (des gènes, des enzymes, etc.) susceptibles d'aider à identifier cette minuscule molécule d'intérêt. « C'est à partir de là qu'entrent en scène la biologie moléculaire et les Américains », rappelle le professeur mélomane.

À la fin des années 1970, à l'université de Copenhague, Jens Holst et son équipe sont certains que l'intestin secrète une hormone capable de faire baisser le taux de sucre, mais ils n'ont pas encore été en mesure d'identifier la molécule convoitée. Leurs recherches les ont cependant conduits sur une piste inédite : un précurseur du glucagon, une des deux hormones bien connues que le pancréas sécrète pour réguler la glycémie (avec l'insuline).

Toutefois, qui dit précurseur implique qu'il faut remonter une chaîne de transformations qui s'opèrent à l'échelle moléculaire et même génétique. Les années 1970 ont inauguré l'âge d'or de cette biologie moléculaire – le siècle biotech, comme l'a nommé le futurologue Jeremy Rifkin – dans lequel nous nous trouvons actuellement. Les outils nécessaires à la compréhension du rôle des gènes et des protéines et de la manière dont on passe des uns aux autres se sont multipliés, grâce, entre autres, aux recherches sur l'insuline. Mais à Copenhague, à cette époque, Jens Holst ne dispose pas encore de ces technologies.

La génétique entre en scène

« C'était difficile pour nous, confesse Jens Holst. C'était une nouvelle technique et nous étions entraînés en chimie des peptides et pas en biologie moléculaire. » Et il faut bien admettre que les Américains, inondés par les milliards de dollars de la guerre contre le cancer de Nixon, ont clairement pris une longueur d'avance. Sans surprise, c'est donc aux États-Unis que se déroule l'étape suivante. Mais cette fois, fini les expériences sur les cochons : ce sont des poissons qui deviennent le modèle animal de référence.

À cette époque, Boston se rêve en concurrente de la Californie. Mais comme l'explique Richard DiMarchi, le biochimiste qui développe à l'époque l'insuline recombinante chez Eli Lilly (voir *supra*), « la bouillonnante Californie avait volé le tonnerre du génie génétique ». Avec leur insuline recombinante, la californienne Genentech et son sponsor pharmaceutique Eli Lilly démontrent la valeur économique de ces biotechnologies.

Dans le Massachusetts, les chercheurs de l'université Harvard et du MIT, qui sont à l'affût du moindre de ces développements, suivent tous les enchaînements de ce feu d'artifice de la génétique. Leurs autorités de tutelle rêvent de reproduire le modèle de transfert de technologies qui explose alors autour de la baie de San Francisco. Ils n'ont pas encore élaboré ce qui va devenir la Route 128, l'autre grand pôle biotech des États-Unis baptisé du nom du périphérique qui entoure Boston, mais ils tiennent un champion des nouvelles biotechnologies : Joel Habener.

Cet éminent endocrinologue a 87 ans aujourd'hui (2025). Il faut quitter la Route 128 au sud-ouest de Boston pour le retrouver dans une résidence pour personnes âgées qui évoque l'utopie de l'abbaye de Thélème de Rabelais, version Nouvelle-Angleterre. Ici, tous les résidents sont issus du corps professoral des quelque cent cinquante universités de la région.

Joel Habener me reçoit dans la bibliothèque du Townhall building de ce Lasell Village qui fonctionne comme un campus. Chaque jour, on peut y suivre des cours sur une multitude de sujets. Apparemment cela entretient : l'ancien chercheur a beau avoir eu plusieurs AVC à cause d'un mauvais covid, il n'a arrêté de travailler qu'en 2024.

Il commence par raconter son parcours de jeune médecin formé à l'université de Californie de Los Angeles, puis lors de son internat à l'hôpital Johns-Hopkins de Baltimore dans le Maryland, avant de rejoindre à 60 kilomètres de là le National Institute of Health de Bethesda pour soigner les soldats blessés de la guerre du Vietnam.

C'est de là que John Potts, l'un des pionniers de l'application des nouveaux outils de la biologie moléculaire à l'étude des hormones, le fait venir au prestigieux Massachusetts General Hospital et à l'université Harvard. John Potts a établi un partenariat avec les ingénieurs du MIT voisin pour étudier la biologie d'une hormone produite par les glandes parathyroïdes du cou (la PTH), laquelle libère du calcium des os dans le sang quand le taux de calcium sanguin est bas.

L'étude de ce processus métabolique amène Joel Habener à maîtriser les diverses étapes de l'expression génétique. En particulier, comment on extrait à partir du matériel génétique une petite séquence d'ADN qui contient les instructions de production spécifique d'une protéine pour l'insérer ensuite dans le génome d'un autre organisme (bactérie ou levure) afin de lui faire produire cette protéine en masse. C'est par cette méthode que l'on récolte l'insuline recombinante chez Eli Lilly, mais on peut le faire aussi pour d'autres hormones.

Cette technique va amener Joel Habener à faire une découverte qui nous ramène à celle de Jens Holst à Copenhague à la même époque. Il identifie l'hormone précurseur à partir de laquelle l'hormone PTH est synthétisée. Le savant de Boston est donc très bien placé pour remonter la chaîne conduisant à la synthèse des hormones du pancréas telles que le glucagon *via* un autre précurseur, comme le découvre en parallèle Jens Holst. Cette découverte lui permet de surcroît de décrocher un soutien important : l'Institut médical Howard Hughes, la deuxième plus importante fondation philanthropique américaine derrière la Bill & Melinda Gates Foundation, soutient financièrement ses recherches.

« J'ai commencé par chercher un projet sur lequel je pouvais travailler indépendamment », explique Joel Habener visiblement ravi d'être entraîné dans ses souvenirs de jeunesse. « On savait qu'il y avait une hormone précurseur pour l'insuline et d'autres peptides actifs. Dans le pancréas, il y a cependant d'autres hormones qui sont importantes pour la régulation du taux de glucose dans le sang : le glucagon et la somatostatine. Je me suis mis en quête du mécanisme par lequel ces cellules produisaient ces peptides. »

Panique bioéthique à Cambridge

Nous sommes en 1976 et ce projet ambitieux va se heurter à un obstacle inattendu : l'un des premiers grands débats de bioéthique. À Cambridge, la petite ville qui se trouve face à Boston où se situent le MIT et une bonne partie de l'université Harvard, la population s'inquiète d'un projet de laboratoire de génie génétique sur le campus de cette dernière. Dans un communiqué, le maire de la ville écrit : « Il se peut que nous fabriquions une créature qui échappe à tout contrôle et se retourne contre son créateur pour le détruire. Un micro-organisme, même extrêmement petit, peut être tout aussi destructeur qu'un monstre à grande échelle. » L'ambiance n'est pas sereine.

En juillet 1976, le conseil municipal de Cambridge décide ainsi d'un moratoire de trois mois sur les recherches en génétique qui sera reconduit trois mois de plus. Il faudra que les chercheurs sortent de leur tour d'ivoire et aillent s'expliquer dans des débats passionnés avec les citoyens inquiets pour que, six mois après le début du moratoire, en février 1977, ils puissent reprendre leurs recherches.

De l'autre côté de la Charles River, au Massachusetts General Hospital de Boston où Joel Habener construit son laboratoire, la direction est fébrile. « Je travaillais avec des cellules de pancréas de rats et ils étaient inquiets que le moratoire de Cambridge soit étendu à Boston. Il y a eu pas mal de délibérations et, à la fin, ils ont dit que ces recherches pouvaient se poursuivre à condition qu'elles soient faites à partir d'animaux à sang froid. » Fini les rats, il faut trouver d'autres modèles animaux ! Mais cette contrainte va se transformer en avantage.

« Les hormones que nous cherchions ne sont pas produites par le pancréas chez certains poissons mais dans une glande séparée, qu'on appelle les corps de Brockmann, poursuit Joel Habener. Ça a la taille d'une bille et c'est très concentré. C'est donc beaucoup plus facile à extraire que des cellules disséminées dans le pancréas. » Cette particularité biologique se retrouve chez la carpe, les tilapias et, coup de chance pour Joel Habener et son équipe, chez les baudroies qui hantent les vases du port de Boston et sont rejetées par les pêcheurs, les Américains n'ayant guère d'appétit pour ce poisson aussi laid que contraignant à cuisiner.

Dans la gueule des baudroies

« Un de mes étudiants en postdoc, Richard Goodman, avait un frère pêcheur. Ils avaient eu l'idée de créer une entreprise appelée Biofish pour fournir des poissons aux chercheurs qui ne pouvaient pas se servir de rongeurs à cause du moratoire », relate Joel Habener, qui jubile à l'évocation de cette histoire.

Le savant de Boston bénéficie aussi alors de collaborations avec deux géants de la recombinaison génétique. À Harvard, le biochimiste Walter Gilbert est le pionnier du séquençage génétique. Il partagera le prix Nobel de chimie 1980 avec Fred Sanger. Au MIT, Philip Sharp (Nobel de médecine 1993) a quant à lui joué un rôle essentiel dans l'utilisation d'ADN bactérien capable de s'autorépliquer en masse (plasmide). C'est ce qui a qui permis de produire par génie génétique n'importe quelle protéine à échelle industrielle. Tous deux sont à l'origine de véritables empires dans les biotechnologies, comme celui de Biogen.

Avec des alliés pareils, les recherches de Joel Habener et de ses collaborateurs Richard Goodman et Pauline K. Lund accélèrent. Dans l'ADN de leurs extraits de baudroies, ils découvrent la séquence génétique correspondant au précurseur du glucagon chez les poissons. « Mais il y avait autre chose, reprend le vieux professeur, excité à ce souvenir. Il y avait une autre séquence qui ressemblait à celle du glucagon. Nous l'avons appelé d'abord *glucagon related peptide* (peptide apparenté au glucagon, GRP). »

Nous sommes au tout début des années 1980 et cette fois, on y est presque. Car avec le GRP, Habener et son équipe sont les premiers à identifier que le précurseur du glucagon contient un autre peptide de structure similaire au glucagon. Bientôt, il s'avérera qu'il y en a plusieurs et que GLP-1, la molécule à la base d'Ozempic, est du lot.

De Cambridge US à Cambridge UK, et du poisson aux mammifères

Revenons en Europe. Pour Jens Holst et les chercheurs en endocrinologie européens, cette découverte de la protéine précurseur du glucagon et de son mystérieux peptide compagnon ouvre de nouveaux horizons. À Cambridge, la ville d'Angleterre cette fois, un jeune chercheur du nom de Steve Bloom, qui deviendra une sommité de l'obésité, organise une conférence où sont invités Pauline K. Lund et Joel Habener en 1980.

« C'était très excitant, se souvient Jens Holst. Non seulement 6 ou 7 nouvelles hormones de l'intestin étaient révélées, mais c'était aussi le moment où la biologie moléculaire montrait son potentiel exceptionnel avec l'accélération de la découverte de nouveaux précurseurs comme la progastrine (qui donne naissance à une hormone qui régule l'acidité de la digestion) et le proglugacon découverts par l'équipe d'Habener chez les poissons. »

Publiée en 1982, la recherche de Habener confirme la théorie centenaire d'une prohormone pour le glucagon et d'autres peptides peut-être impliqués dans la régulation du glucose dans le sang. Toutefois, comme souvent quand on passe de l'étude d'une molécule trouvée chez un poisson à des espèces mammifères, c'est la déception.

« Ces peptides liés au glucagon qu'ils avaient trouvé n'étaient pas encore si intéressants. Ils avaient une structure étrange. Des gens les avaient synthétisés et testés sur des souris et ils ne faisaient pas grand-chose », explique Jens Holst qui encaisse à la même époque la déception de voir que le peptide qu'il avait découvert, la glicentine, n'est pas le bon candidat. « Je me souviens d'avoir écrit à l'éditeur d'un journal où nous avons publié ces travaux en 1983 que je ne voyais pas de progrès majeurs dans ce domaine avant des années. J'avais complètement tort. »

Une semaine plus tard, l'équipe du spécialiste de la génétique du diabète Graeme Bell, à l'université de Chicago, publie dans la revue *Nature* une autre séquence génétique. Elle correspond au précurseur du glucagon mais aussi à non plus un mais deux peptides analogues. Les trois sont codés par la même séquence génétique et, à cause de leurs similarités, les deux petits nouveaux sont baptisés GLP-1 et 2 (*glucagon-like peptide*, peptide analogue au glucagon).

Élément crucial de la découverte de Graeme Bell, bien que l'article qui en rende compte soit publié un 1er avril, ce n'est pas chez un poisson cette fois, mais chez un mammifère que cette avancée a été faite : le hamster. On se rapproche de l'homme, qui est évidemment le Graal dans la recherche médicale. Mais on ne le sait pas encore.

CHAPITRE 3

Une course aux brevets et aux Nobel

En 1982, l'identification chez l'animal de la molécule minceur GLP-1 déclenche une furieuse compétition entre chercheurs danois et américains pour la trouver chez l'homme. Elle se soldera par un succès et fait une victime : Svetlana Mojsov, biochimiste d'origine macédonienne exilée à New York. C'est elle qui la première a synthétisé la molécule efficace dans le corps humain. Écartée du brevet à l'époque, le sera-t-elle aussi du Nobel qui se dessine aujourd'hui ?

Sur la table de la salle d'attente de son bureau de la Rockefeller University à New York, Svetlana Mojsov a empilé ses carnets de laboratoire du milieu des années 1980. C'est l'époque où sont découvertes les activités biologiques chez l'homme de la fameuse molécule GLP-1, à l'origine de cette classe de médicaments antidiabète et anti-obésité que le monde s'arrache aujourd'hui pour maigrir.

D'un de ces cahiers bruns, elle sort une feuille protégée par un plastique et couverte de lettres. Ce sont celles qui symbolisent les 20 acides aminés codés à partir de gènes pour former les protéines et leurs sœurs plus petites, les peptides. Ensemble, elles forment les briques essentielles de la vie.

Svetlana Mojsov : une contribution en quête de reconnaissance

Stylo en main pour m'inviter à suivre la lecture de cet alphabet mystérieux, Svetlana Mojsov explique : « Ce que vous voyez là, c'est la séquence complète de l'hormone précurseur du glugacon chez l'être humain. Cela se lit de la droite vers la gauche. Là, vous avez d'abord la séquence du glucagon et, à partir de là, celle de GLP-1 et plus loin celle de GLP-2. Vous voyez, j'ai numéroté les premiers acides aminés de GLP-1 de 1 à 7. Parce que le GLP-1 qui a une activité chez l'homme, c'est celui qui est coupé par une enzyme à partir du 6e acide aminé. Ceux qui ont la séquence complète ne font rien. »

On est ici au cœur de la machine de la découverte scientifique. Et si le stylo de Svetlana Mojsov insiste sur cette séparation de la séquence de GLP-1 qui démarre au 7e acide aminé, ce n'est pas seulement parce que c'est la condition pour que cette molécule soit bioactive, c'est-à-dire efficace. C'est l'aboutissement d'une recherche fondamentale entamée il y a un siècle : la quête de l'hormone incrétine, sécrétée dans les intestins pour aider le pancréas à réguler le taux de sucre dans le sang, *via* la sécrétion d'insuline et de glucagon.

Pour cette découverte, la chimiste d'origine yougoslave est clairement sur la *short list* d'un prochain prix Nobel, comme en témoigne sa récente nomination pour un prix Tang à Taïwan et le prix Lasker 2024. Mais selon la volonté d'Alfred Nobel, il ne peut y avoir que trois récipiendaires au maximum pour cette récompense suprême. Jens Holst et Joel Habener, que nous avons découverts lors des précédents chapitres, sont aussi sur cette *short list*.

Et il existe d'autres candidats potentiels dont la contribution a été critique. Par exemple, Pauline K. Lund, qui a découvert la séquence de GLP-1 chez la baudroie, ou Graeme Bell qui l'a identifiée chez le hamster puis l'homme. Ou bien encore Daniel Drucker, un chercheur de l'université de Toronto qui a consacré sa carrière, initiée avec Joel Habener, à l'étude de GLP-1. À quoi on peut ajouter tous ceux ou celles qui après ces pionniers ont transformé la découverte en thérapie...

Reste que, en 2021, le prix Gairdner International, la plus haute récompense médicale canadienne, souvent considérée comme une antichambre du Nobel de médecine, a inauguré le bal en récompensant Joel Habener, Jens Holst et Daniel Drucker. D'autres prix et articles scientifiques ayant minimisé son rôle dans cette histoire, Svetlana Mojsov a alors pris le parti de demander des rectifications. En septembre 2023, un article de la revue américaine *Science*, suivi le mois d'après par l'influent site spécialisé *Statnews*, ont rectifié le tir en mettant en avant sa contribution. Et la revue britannique *Nature* en a fait une des dix personnes les plus influentes du monde en 2023.

Mais il y a autre chose. Quand je lui pose la question d'un éventuel Nobel, Svetlana Mojsov répond par un haussement d'épaules. Que ce soit par superstition ou par modestie, vous ne trouverez de toute façon aucun scientifique pour s'affirmer candidat à cette récompense, qui a par ailleurs la faculté d'échapper aux pronostics.

Mais, au-delà de ce prix, Svetlana Mojsov veut que sa contribution essentielle soit reconnue parce qu'il y a trente ans elle a été balayée. Intimement liée aux analogues du GLP-1 et aujourd'hui à des médicaments comme Ozempic, son histoire dit quelque chose de la manière dont les femmes scientifiques étaient considérées, et aussi de ce qui est en train de changer.

À 70 ans passés, Svetlana Mojsov est toujours professeure associée à l'université Rockefeller. Cette institution singulière, créée il y a cent vingt-trois ans, est entièrement consacrée à la recherche médicale de pointe. Elle n'accueille que des étudiants en doctorat ou postdoctorat. C'était le cas de Svetlana Mojsov, en 1972, quand elle a quitté sa Yougoslavie natale, après des études de physique-chimie à l'université de Belgrade, pour commencer une brillante carrière outre-Atlantique.

On ne peut qu'imaginer l'émerveillement de la jeune fille en découvrant au printemps l'écrin de verdure dans lequel s'enchâsse ce petit campus à Manhattan. D'un côté, l'East River, de l'autre, les immeubles géants de certains des plus prestigieux hôpitaux de New York, le Weill Cornell Medical Center et le Sloan Kettering. À un jet de pierre, le siège des Nations Unies. « C'est une institution très flexible, dit-elle simplement. Les étudiants et les postdocs peuvent facilement passer d'un laboratoire à l'autre et former des collaborations très productives. »

Mais l'université Rockefeller est aussi une institution très compétitive. Sur son site web, on découvre qu'elle a abrité entre ses murs centenaires pas moins de vingt-six lauréats du Nobel, dont vingt-quatre en médecine – sur un total de cent quatorze attribués dans le monde. C'est d'ailleurs dans le labo de l'un d'entre eux, Bruce Merrifield (Nobel de chimie 1984), que Svetlana Mojsov a fait ses premières armes.

Forcément, de pareils antécédents génèrent une certaine pression. Toutefois, si Svetlana Mojsov insiste sur son rôle dans la découverte de la forme efficace de GLP-1 chez l'homme, c'est pour une autre raison. Elle a déjà fait l'expérience d'en être écartée. C'était il y a trente ans et cela concernait l'autre facette de la reconnaissance scientifique : le brevet.

Du hamster à l'homme : le GLP-1 et le glucagon

Au chapitre précédent, nous en étions restés à la prévision imprudente du professeur danois Jens Holst sur le fait qu'il n'arriverait rien dans son domaine – la quête d'une hormone intestinale capable de réguler la glycémie – avant des années. Une semaine plus tard, le chercheur américain Graeme Bell publiait la séquence du gène à l'origine de GLP-1 chez le hamster.

Voici pourquoi c'est crucial et pourquoi c'est le premier article scientifique auquel fait référence Svetlana Mojsov lors de notre entretien dans son bureau de Manhattan. La séquence découverte chez les hamsters dans le laboratoire de Graeme Bell ouvre le pas à sa découverte chez un autre mammifère : l'homme.

Car si GLP-1 est bien la fameuse hormone incrétine recherchée depuis un siècle chez l'être humain, si effectivement elle stimule la sécrétion d'insuline chez les personnes atteintes de diabète de type 2, c'est l'espoir d'un traitement pour cette pathologie devenue un enjeu sérieux de santé publique, au point qu'on commence à parler d'épidémie dans les années 1980.

Sur la ligne de départ, il y a plusieurs équipes : celle de Werner Creutzfeldt à Göttingen, celle de Steve Bloom à Cambridge, celle de Jens Holst à Copenhague et celle de Joel Habener à Boston. Svetlana Mojsov, elle aussi, est à Boston à cette époque, en partie à cause de son mariage.

« Mon mari venait de terminer ses études de médecine et il a trouvé un poste pour son internat au Massachusetts General Hospital à Boston en 1983. Moi-même je venais de terminer ma thèse chez Bruce Merrifield dans le domaine de la synthèse des peptides. À Rockefeller, j'avais été piquée par la biologie et je cherchais un labo pour poursuivre dans cette voie. »

Ce laboratoire, elle va le trouver à l'unité d'endocrinologie du « Mass General », comme les locaux appellent cet hôpital d'élite, souvent classé parmi les premiers du pays. « Chez Merrifield, j'avais appris la synthèse chimique en phase solide, et cette unité de recherche développait la même approche dans l'étude d'une hormone (l'hormone parathyroïdienne PTH) », poursuit Svetlana Mojsov. À cette époque, deux étages en dessous de son laboratoire, celui de Joel Habener est lancé dans sa quête visant à identifier GLP-1 dans d'autres espèces que la baudroie où elle a été découverte en premier.

Svetlana Mojsov est fascinée par l'idée de découvrir à quoi sert ce GLP-1, cette *glucagon-like protein* qui, comme son nom l'indique, ressemble beaucoup à l'hormone glucagon sécrétée dans le pancréas. « À New York, j'avais travaillé sur la synthèse du glucagon. Le glucagon était considéré comme le contraire de l'insuline. L'insuline diminue le niveau de glucose dans la circulation sanguine, le glucagon l'augmente. Dans les années 1970, le chercheur suisse Lelio Orci et l'endocrinologue américain Roger Unger avaient suggéré que le glucagon pouvait également jouer un rôle dans l'origine du diabète. L'idée qui venait ensuite était qu'on pouvait peut-être bloquer l'action du glucagon afin de trouver une nouvelle stratégie pour lutter contre la maladie. »

Chez Bruce Merrifield, Svetlana Mojsov avait réussi la prouesse de synthétiser la séquence complète des 29 acides aminés du glucagon grâce à la technique de chimie en phase solide inventée par son mentor au début des années 1960. « Jusque-là, pour synthétiser un peptide, la chimie classique demandait de multiples étapes laborieuses menées par de nombreux chimistes, explique-t-elle. Synthétiser un seul peptide prenait des mois. »

Comment fabriquer un peptide

L'idée de Bruce Merrifield consiste à assembler le dernier acide aminé constitutif du peptide en l'attachant à un support solide, généralement une résine, de laver cette résine pour éliminer les impuretés puis d'attacher l'acide aminé suivant en répétant cette opération jusqu'à obtention du peptide complet. « C'est comme enfiler un collier de perles », résume Svetlana Mojsov.

Rapide et automatisable, cette technique a ouvert la voie de la production industrielle de peptides. Un jeune chimiste suisse, Peter Grogg, avait expérimenté pendant plusieurs années les méthodes de Merrifield sur la côte ouest. En 1971, une poignée de main avec des investisseurs au Playboy Club de Los Angeles lui a suffi pour créer l'entreprise Bachem, devenue aujourd'hui le leader de cette technologie.

Au printemps 1983, quand elle rejoint le département d'endocrinologie du Massachusetts General Hospital en tant que chercheuse indépendante, Svetlana Mojsov est passée maîtresse de la synthèse en phase solide après sa réussite avec le glucagon. Comme Jens Holst à Copenhague et Joel Habener à Boston, elle a été électrisée par la publication, le 1er avril de cette même année, de la séquence de l'hormone précurseur du glucacon chez le hamster par Graeme Bell à Chicago.

Dans le cadre d'une collaboration avec Eli Lilly, Graeme Bell avait reçu 3 000 pancréas de hamsters. « Il cherchait à découvrir les bases génétiques du diabète. Il faisait cela en découvrant les gènes codants les précurseurs de l'insuline, du glucagon et d'autres hormones », précise Jens Holst.

Ce qui frappe toutefois Jens Holst, comme Svetlana Mojsov ou Joel Habener en lisant les résultats de Graeme Bell, c'est que l'hormone précurseur du hamster ne code pas seulement le glucagon. La longue séquence contient aussi celle de deux autres hormones baptisées GLP-1 et GLP-2 (*glucagon-like peptide*) par le chercheur de l'université de Chicago.

Or ces GLP (de 37 et 35 acides aminés respectivement) ressemblent de très près aux séquences des *Glucagon Related Peptides* (GRP) identifiées chez la baudroie quelques années plus tôt par l'équipe de Joel Habener. La question qui vient ensuite est de savoir si ces molécules se retrouvent chez l'homme.

Espoirs, déceptions et nouvelles hypothèses

Dès juillet 1983, une seconde étude publiée dans la revue *Nature* par le groupe de Graeme Bell suggère une réponse positive. Elle rend compte de la découverte sur le 6e chromosome de l'ADN humain de la séquence qui code GLP-1 chez l'homme. En septembre, des chercheurs de l'université du Texas la retrouvent aussi chez le bœuf. L'année suivante, Gerhard Heinrich, un collaborateur de Joel Habener, l'identifie chez le rat.

Si l'évolution a conservé cette petite hormone dans des espèces aussi différentes que la baudroie, le hamster, le bœuf, le rat ou l'humain, c'est forcément qu'elle joue un rôle… Celui, tant espéré, de l'incrétine sécrétrice d'insuline ?

Des États-Unis au Danemark en passant par l'Angleterre et l'Allemagne, cette hypothèse entraîne l'effervescence. Puis la déception. Il apparaît rapidement que la séquence codant le GLP-1 dans la forme prévue par Graeme Bell ne marche pas. « Nous avons essayé ces peptides sur des pancréas de porcs maintenus en vie sous perfusion et ils n'ont rien fait du tout. Le GLP-1 (et le GLP-2) prédits par la structure de Graeme Bell étaient complètement inactifs », explique Jens Holst. En Angleterre, le groupe de Steve Bloom arrive à la même conclusion chez le lapin.

L'espoir renaît quand, en 1985, Wolfgang Schmidt, un collaborateur de Werner Creutzfeldt, publie une étude affirmant que le GLP-1 aurait abouti à la sécrétion d'insuline dans des cellules de pancréas. Las ! Comme l'explique Jens Holst : « Personne n'a jamais pu reproduire l'expérience et c'était peut-être une erreur due à des GLP-1 fragmentés. »

Fragmentés ? Michael Nauck, qui jouera plus tard un rôle de premier plan dans les essais cliniques et fait partie à cette époque de l'équipe de Creutzfeldt, observe que « dans la conclusion de son article, Wolfgang Schmidt s'interrogeait sur la possibilité que l'hormone active soit effectivement le produit d'une fragmentation supplémentaire. Il a demandé

20 000 marks pour tester cette idée à Creutzfeldt qui a refusé ».

Dommage, parce que c'est effectivement la bonne hypothèse. L'équipe de Jens Holst, celle de Joel Habener et Svetlana Mojsov vont la démontrer par des voies différentes. Et à quelques jours près.

La découverte du peptide tronqué

Dans son laboratoire de Boston, Joel Habener part du gène identifié par Graeme Bell. Il confie ces premiers travaux à un jeune chercheur canadien encore inexpérimenté, Daniel Drucker. « À Toronto, mon mentor, Gerard Burrow, qui était le patron de l'endocrinologie, était un spécialiste de la thyroïde, raconte ce dernier. Il m'a envoyé en 1984 chez Joel Habener qui travaillait sur cette glande. Mais quand je suis arrivé, le groupe qui faisait cette recherche était en train de partir et Joe a décidé de ne plus travailler sur la thyroïde. Il m'a dit : "Tu peux travailler sur le gène du proglucagon." J'étais un peu déçu mais, en même temps, c'est probablement la meilleure chose qui me soit jamais arrivée. L'histoire du glucagon, qui n'était pas très excitante à l'époque, allait devenir extrêmement importante. »

Bien qu'il n'ait encore jamais pratiqué la recherche fondamentale, Daniel Drucker se met au travail. Sa première tâche consiste à vérifier que le gène du proglucagon aboutit bien à l'expression de son tandem de peptides GLP-1 et GLP-2 dans les cellules. Et si oui dans lesquelles ?

« Quand vous voyez une séquence dans un gène, vous ne savez pas si elle va effectivement produire un peptide, ni si ce dernier ne va pas être modifié dans une forme particulière par des enzymes, ni même dans quelle cellule il va être produit, explique-t-il. Nous avons pris la séquence codante du glucagon dans l'ADN du rat et nous l'avons insérée pour qu'elle s'exprime dans différents types de cellules. »

Il n'a pas à aller très loin pour trouver le GLP-1 nécessaire à ces expériences. Deux étages plus haut, au laboratoire d'endocrinologie du Mass General, Svetlana Mojsov le synthétise depuis 1983, grâce à la technologie en phase solide qu'elle a perfectionnée à New York. Mais elle n'en fait pas qu'une seule forme.

« Il y avait quelque chose d'étrange dans le début de la séquence du GLP-1, avec la présence de certains acides aminés, qui sont souvent le signe qu'à cet endroit vous avez un site de division », se souvient Joel Habener dans sa maison de retraite. Autrement dit, une combinaison d'acides aminés qui indiquent aux enzymes que c'est là qu'ils doivent intervenir pour couper la molécule. « Dans la molécule prévue par la séquence de Graeme Bell, ce site de division se situait juste après le 6e acide aminé », précise le chercheur.

« C'est exactement ce que j'ai indiqué au crayon à papier sur la séquence du proglucagon », reprend Svetlana Mojsov en retrouvant fébrilement le document dans la pochette en plastique qu'elle a sortie au début de notre entretien. « J'avais remarqué que dans la séquence proposée par Graeme Bell, il y avait ce signal inhabituel qu'il n'avait pas vu et qui pouvait être utilisé pour couper le peptide. J'ai immédiatement prédit que cette forme raccourcie serait celle du peptide biologiquement actif, parce que la similarité de séquence entre celle du GLP-1 et celle du glucagon commençait là, à partir du 7e acide aminé. »

À l'automne 1985, Svetlana Mojsov détecte le GLP-1 dans sa forme raccourcie (coupée après le 6e acide aminé et appelé pour cela 7-37) dans les intestins de rats. Ses résultats sont publiés en septembre 1986 dans un article rédigé en collaboration avec Gerhard Heinrich, le chercheur suisse Lelio Orci et Joel Habener. Il indique pour la première fois que le GLP-1 (7-37) existe bien dans l'intestin.

Dans le cadre de sa collaboration avec Joel Habener et Daniel Drucker, Svetlana Mojsov synthétise donc non seulement la séquence 1-37 du GLP-1, mais aussi cette séquence tronquée : 7-37. Daniel Drucker commence par les tester sur des cellules de rat. « J'ai mis ces formes de GLP-1 dans des fibroblastes (cellules de soutien), dans des cellules de l'hypophyse (glande du cerveau responsable de la sécrétion de nombreuses hormones) et dans des cellules bêta sécrétrices d'insuline dans le pancréas. Seules ces dernières cellules ont sécrété de l'insuline de manière significative, et uniquement avec la forme tronquée. » Autrement dit, on tient la forme biologiquement active de GLP-1, celle qui fera quarante ans plus tard le succès d'Ozempic et consorts.

Pancréas sous perfusion

En parallèle, Joel Habener et Svetlana Mojsov mènent une expérience avec un autre chercheur, qui va aboutir à des résultats encore plus convaincants. Arrivé en 1984 au Joslin Diabete Center de Boston, le plus grand centre de recherche sur le diabète du monde, Gordon Weir utilise alors une méthode inventée par Gerold Grodsky dans les années 1960 à l'université de Californie à San Francisco : le pancréas perfusé.

« Il s'agit d'extraire le pancréas d'un rat », explique Gordon Weir dans son bureau de la faculté de médecine de Harvard où il est aujourd'hui professeur. « L'animal est mort, mais son organe est placé sous perfusion sanguine (pendant quatre-vingt-dix minutes à l'époque) afin d'étudier ce qui ne fonctionne pas dans la sécrétion d'insuline. »

Ce que Gordon Weir ne dit pas, mais que précisent Svetlana Mojsov comme Joel Habener, c'est qu'il est un as de cette technique de microchirurgie qui exige une précision inouïe lorsqu'elle est pratiquée chez un rongeur. « Joel Habener m'a juste appelé en me disant qu'il voulait tester un nouveau peptide prometteur sur mes pancréas perfusés », poursuit modestement Gordon Weir.

Dans cette expérience moitié *in vivo*, moitié *in vitro*, il va pomper dans le pancréas 2 millilitres de sang par minute, auxquels ont été ajoutées les molécules de GLP-1 raccourcis (7-37) synthétisées par Svetlana Mojsov, à des concentrations faibles comme celles que l'on trouve naturellement dans le sang. « Toutes les minutes, on prélève un échantillon de ce qui s'est épanché et on le passe dans un détecteur pour mesurer la quantité d'insuline sécrétée. Il est immédiatement apparu que ce peptide avait un effet extrêmement puissant. »

Quatre chercheurs sur la photo-finish

Nous sommes en novembre 1986, Joel Habener, Svetlana Mojsov et Gordon Weir envoient leurs résultats sur les pancréas de rats au *Journal of Clinical Investigation*. La recherche menée sur les lignées cellulaires par Daniel Drucker avec les GLP-1 tronqués de Svetlana Mjsovov a, elle, été soumise à la revue *Proceedings of the National Academy of Sciences* (*PNAS*) pour être revue fin octobre de la même année.

Toutefois, quelques jours plus tôt, Jens Holst a fait la même chose à Copenhague en adressant ses propres résultats aux *FEBS Letters*, le journal officiel de la fédération européenne des sociétés de biochimie, après les avoir présentés au cours de l'été à la conférence de l'Association européenne pour la recherche sur le diabète à Rome.

Le chercheur danois avait choisi une autre approche. « Les peptides synthétiques ne fonctionnant pas, nous nous sommes mis en quête de peptides naturels dans nos intestins de cochons. Nous les avons extraits et mis dans des colonnes pour les repérer et les purifier, puis nous les avons testés sur nos pancréas. Et là, cela marchait magnifiquement. » En présence de GLP-1 naturelle, le pancréas produit de l'insuline (ce qui n'est pas le cas avec GLP-2). Et, la conclusion est la même que pour les Américains : c'est le GLP-1 naturel dans sa forme tronquée (7-36 dans ce cas) qui fonctionne. Pour que l'insuline soit sécrétée, l'hormone doit être raccourcie de six acides aminés du côté où elle se lie aux cellules.

Dans le calendrier de la publication de ces articles par les différentes revues, celui de Jens Holst apparaît en premier fin janvier 1987. Il est suivi quatre jours plus tard par l'étude sur les pancréas perfusés effectuée avec Gordon Weir. Celui sur les lignées cellulaires de rat piloté par Daniel Drucker paraît en mai dans les *Proceedings of the National Academy of Sciences*.

Si un Nobel se confirme, il devra donc trancher sur la base de cette photo-finish particulièrement serrée : quatre chercheurs pour trois fauteuils, c'est un de trop. Une chose est sûre, toutefois : l'hormone incrétine imaginée quatre-vingts ans plus tôt a été trouvée. C'est la forme tronquée du GLP-1, qu'elle soit naturelle (7-36) ou synthétique (7-37), qui entraîne la sécrétion d'insuline.

Un nouveau moyen potentiel de traiter le diabète semble à portée de main. « Il est d'autant plus prometteur que cette hormone tronquée n'entraîne la sécrétion d'insuline que quand le niveau de glucose est élevé », souligne Daniel Drucker. Voilà qui élimine le risque d'effet indésirable de type hypoglycémie, potentiellement grave, en cas d'usage thérapeutique. Le développement pharmaceutique semble désormais à portée de main.

L'affaire du brevet de Boston

Si le GLP-1 est mûr pour entrer dans le monde de l'industrie pharmaceutique, il faut en protéger la paternité. C'est ce qu'on se dit à Boston comme à Copenhague. Mais à l'université de Copenhague, on n'a pas encore la culture des brevets qui permettent aux découvreurs d'une molécule de recevoir une partie substantielle des bénéfices au cas où le développement aboutit et qu'elle devient un médicament lucratif vendu sur le marché.

« À l'époque, je défilais dans les rues avec une pancarte indiquant “la recherche c'est pour les gens, pas pour les profits” », se remémore Jens Holst, qui sourit à ce souvenir. À Boston par contre, c'est l'effervescence. Le principal centre des biotechnologies des États-Unis est en train de sortir de terre et le Massachusetts General Hospital dépose, le 1er juin 1990, la US Patent 5 120 712 (accordée en juin 1992).

Il y a un cependant un hic. Si la première référence citée dans le brevet est celle de l'article publié en février 1987 dans le *Journal of Clinical Investigation* par Gordon Weir, Svetlana Mojsov et Joel Habener, seul ce dernier (auteur senior de l'article) est crédité comme inventeur. C'est ce qui donne à Svetlana Mojsov le sentiment qu'on a cherché à la gommer de l'histoire, en dépit de sa contribution indubitable.

« J'ai su immédiatement qu'il devait y avoir un brevet, explique la chercheuse, combative. Cela remonte à mon temps chez Merrifield. Nous savions qu'avec la chimie en phase solide, nous allions découvrir de nouveaux peptides et de nouvelles hormones. Merrifield avait été très clair avec nous sur la nécessité que nous déposions des brevets et que tout soit noté dans nos carnets de labos. »

Elle a donc cela en tête quand sortent les publications qui transforment GLP-1 de curiosité de laboratoire en médicament potentiel. « Dès le départ, j'ai su que ce serait un nouveau médicament, affirme-t-elle. Il y avait deux entreprises auxquelles j'ai parlé, après m'être aussi entretenue avec l'avocat en droit de la propriété intellectuelle embauché par le Mass General », témoigne Svetlana Mojsov. L'une était California Biotech (rebaptisée Scios en 1992 et rachetée par Johnson & Johnson en 2003). L'autre était Pfizer, comme le confirme Joel Habener, qui précise que cette dernière « voulait développer une formulation orale ».

« J'étais sûre que j'étais sur ce brevet, reprend la chimiste. J'avais parlé à l'avocat chez Pfizer, ainsi qu'à Doug Buckley chez California Biotech, entreprise pour laquelle j'avais même pris un mandat de consultante. Il était clair pour moi que j'étais sur le brevet, sinon pourquoi auraient-ils voulu me parler et voir mes données ? »

En 1990, Svetlana Mojsov est revenue à New York. En tant que chercheuse chevronnée, par ailleurs mère de deux enfants en bas âge, elle est en train de monter son propre laboratoire. Elle ne suit pas de très près ce qui se passe avec le brevet à Boston. Ce n'est qu'en 1993, quand elle croise Joel Habener à l'occasion de la première grande conférence sur GLP-1 qu'organise Jens Holst à Copenhague, qu'elle lui pose la question du brevet. « Il ne m'a pas répondu. Mais comme cela lui arrivait parfois, je n'ai pas pris cela très au sérieux. Je me suis dit que c'était du Joel typique. »

Trois ans plus tard, elle découvre le pot aux roses. « J'étais toujours en contact avec California Biotech et ils voulaient prendre un autre brevet pour des formes modifiées de GLP-1. Je leur ai dit que pour qu'il soit valable, ils avaient besoin d'une licence sur le brevet initial du Mass General. C'est là que je découvre avec stupeur que seul le nom de Joel Habener apparaissait. »

À l'issue d'un combat judiciaire de dix ans, Svetlana Mojsov obtiendra finalement d'être reconnue sur ce brevet. À ce moment-là, Pfizer l'a abandonné, mais Novo Nordisk a pris une licence. Ce ne sera cependant guère profitable aux chercheurs : l'entreprise ne commercialisera la première version de son médicament GLP-1 qu'en 2010, soit deux ans avant l'expiration du brevet.

« Ce n'était pas tellement une histoire d'argent, tient à préciser Svetlana Mojsov. À l'époque, on ignorait que GLP-1 allait rencontrer son succès d'aujourd'hui. Mais j'étais fière de ce que j'avais fait et j'avais l'impression qu'on voulait vraiment m'exclure. Je n'ai jamais compris pourquoi. »

Interrogé à ce sujet, Joel Habener répond : « Je comprends qu'elle soit fâchée. Mais il y a peut-être cinquante personnes qui avaient contribué à la découverte et il était difficile de délimiter le périmètre du brevet. Je le regrette mais je ne peux pas remonter dans le temps. »

Quoi qu'il en soit, Svetlana Mojsov va de nouveau tomber de sa chaise en 2017 quand le prix Harrington remis par l'American Society for Clinical Investigation et les Hôpitaux universitaires de Cleveland est attribué à Joel Habener, Jens Holst et Daniel Drucker pour la découverte de GLP-1. De même en 2020, avec le prix de la Fondation Warren Alpert remis à Harvard, puis de nouveau en 2021, avec le prix international de la fondation Gairdner au Canada – dont plus de la moitié des récipiendaires depuis 1957 ont ensuite reçu un Nobel.

La chimiste d'origine yougoslave connaîtra-t-elle le sort de Rosalind Franklin, écartée du Nobel décerné à James Watson, Francis Crick et Maurice Wilkins en 1962 pour la découverte de la structure de l'ADN ? La contribution de cette chercheuse avait été totalement oubliée de l'histoire – sa mort à 28 ans, quatre ans avant la remise du prix, avait contribué à l'effacement de son nom – jusqu'à une réhabilitation récente, dans les années 1990 et 2000.

Il est vrai que de nombreux chercheurs ont à un moment ou à un autre contribué à la mise au point de GLP-1 avant de passer à autre chose comme ce fut le cas de Svetlana Mojsov. Daniel Drucker ou Jens Holst ont, eux, passé plus de trente ans à étudier cette molécule. Toutefois, un membre influent du comité qui choisit les candidats au prix Nobel de médecine nous a glissé que lui, en tout cas, soutenait la nomination de Svetlana Mojsov. Et, en septembre 2024, elle a reçu le prix Lasker-DeBakey, une des autres antichambres du Nobel.

CHAPITRE 4

Pourquoi il a fallu vingt-cinq ans pour faire de GLP-1 une poule aux œufs d'or

Entre la découverte fondamentale de l'hormone incrétine GLP-1 et les premiers médicaments qui en dérivent contre le diabète et l'obésité, au tournant des années 2010, il s'écoule près de vingt-cinq ans. Pourquoi un tel délai, inhabituel même dans un secteur pharmaceutique abonné aux aléas ? Si l'industrie pharmaceutique a, comme souvent, manqué de vision au départ, les premiers essais cliniques chez l'homme font aussi apparaître des défis apparemment insurmontables. Récit d'une naissance tortueuse.

Il y a des délais qui interrogent. Ainsi en va-t-il du quart de siècle qui s'est écoulé entre la découverte de la molécule de la minceur, GLP-1, au milieu des années 1980, et les premiers médicaments qui en dérivent : le Victoza de Novo Nordisk contre le diabète, en 2009, et le Saxenda, sa déclinaison contre l'obésité, commercialisé cinq ans plus tard par le même laboratoire danois. C'est seulement là, au tournant des années 2010, que s'est ouvert le bal doré de la minceur sur ordonnance, incarné ensuite par le succès incroyable de l'Ozempic et consorts. Comment expliquer un tel retard à l'allumage ?

Le contexte économique joue un rôle. Avec la fin de la protection des brevets sur leurs grandes molécules chimiques découvertes vingt ans plus tôt, les grandes sociétés pharmaceutiques sont très occupées, dans les années 1990, à réaliser de grandes fusions et acquisitions. Cette valse des milliards débute avec Bristol-Myers et Squibb, qui fusionnent en 1989 pour donner naissance à BMS. D'autres géants naîtront dans la foulée, comme Novartis (né de la fusion de Ciba-Geigy et Sandoz en 1996), AstraZeneca (1999), Glaxo-SmithKline (2000) et Sanofi (qui absorbe Aventis en 2004).

La publication scientifique, en 1987, de la forme active du GLP-1, hormone intestinale susceptible d'être utilisée contre le diabète, est ainsi très loin des préoccupations principales des géants pharmaceutiques. En plus, c'est un peptide et les peptides sont considérés comme un marché de niche n'ayant jamais produit le moindre blockbuster, c'est-à-dire de médicament rapportant plus de 1 milliard de dollars par an. Évaluer une molécule candidate incertaine telle que GLP-1 est alors le cadet des soucis des entreprises pharmaceutiques.

Certes, Pfizer avait bien acheté une licence du brevet de Joel Habener, l'éminent endocrinologue de Harvard qui a joué un rôle clé dans la découverte de GLP-1. Le groupe américain voulait tenter d'émuler l'effet de l'hormone en utilisant de « petites molécules » issues de la chimie – bien plus faciles à produire que des peptides et, qui plus est, assimilables *via* un confortable comprimé plutôt qu'au prix d'une piqûre. Mais ces petites molécules ne parvenaient pas à se fixer efficacement aux récepteurs du GLP-1 qui déclenchent l'effet de la molécule dans les cellules. Pfizer avait fini par jeter l'éponge.

Du côté d'Eli Lilly, même si l'insuline était encore une source importante de revenus, le diabète n'était déjà plus une priorité dans les années 1990. Son patron de la recherche à cette époque, August Watanabe, était cardiologue et son numéro deux, Steve Paul, psychiatre. Les blockbusters de l'entreprise d'Indianapolis venaient de molécules chimiques pour traiter le système nerveux comme le Prozac (environ 2,5 milliards de dollars par an) pour la dépression ou le Zyprexa (4 milliards par an) pour la schizophrénie.

Ne pas créer des concurrents à l'insuline

Dans les années 1990, seul le petit laboratoire danois Novo Nordisk, qui s'apprête à ravir à Lilly le leadership mondial sur la vente d'insuline aux personnes diabétiques, commence à s'intéresser à GLP-1. Mais son budget de recherche, moitié moins élevé en pourcentage que celui de ses concurrents, ne lui permettait pas de se disperser. Et d'ailleurs, pourquoi développer une nouvelle molécule qui pourrait mettre en danger cette vache à lait qu'était l'insuline ? Ce serait se tirer une balle dans le pied.

« La pharma avait toujours un œil à moitié ouvert à cause de la sécrétion d'insuline (causée par GLP-1) », observe Jens Holst dans son bureau de l'université de Copenhague. « Mais elle n'était pas vraiment captivée. Une des raisons, c'est qu'on avait déjà identifié pas mal d'autres peptides stimulant l'insuline (9 au total), comme le GIP. Mais ces peptides ne donnaient rien chez les patients diabétiques. L'idée était qu'avec le diabète de type 2, les cellules bêta sont malades et ne répondent plus au glucose dans le sang. Et que donc, naturellement, elles ne pouvaient pas répondre à ces stupides hormones intestinales. »

Dans les années 1980, l'équipe de Jens Holst avait elle-même monté un essai sur quelques patients avec un petit soutien financier de Novo Nordisk pour tester la molécule GIP. « Quand nous leur avons dit que ça ne marchait pas, ils l'ont retiré. Une réaction typique de l'industrie pharmaceutique. »

L'obstination et la ruse des chercheurs

Face à ce scepticisme, les chercheurs qui croient au potentiel supérieur de GLP-1 vont faire ce que font des scientifiques employés par des universités en pareil cas : monter leurs propres essais cliniques pour convaincre. Avec de l'argent public.

Le premier à dégainer est le Britannique Steve Bloom. « Il a toujours été incroyablement rapide, s'enthousiasme Jens Holst. Je l'avais vu à une conférence au Japon et je lui avais expliqué nos résultats, et en particulier que c'était la forme tronquée[1] de GLP-1 qui était effectivement active, avant même que ce résultat ne soit publié. Il est rentré immédiatement au Royaume-Uni pour mettre la molécule à l'essai. »

Publiée dans le *Lancet* en décembre 1987, l'étude de Steve Bloom et de son collaborateur Bernard Kreymann porte

1. Voir le chapitre précédent.

sur sept volontaires. Ceux-ci prennent un petit déjeuner pour augmenter le niveau de glucose dans leur sang, puis reçoivent en parallèle une séquence 7-36 de GLP-1 synthétisée. Résultat : non seulement l'insuline augmente, mais le glucagon diminue aussi, ces deux effets se cumulant pour réduire le taux de sucre dans le sang. Autre fait encourageant, cet effet ne se déclare que lorsque le niveau de glucose est élevé, ce qui limite les risques d'hypoglycémie – un effet indésirable fréquent avec les injections d'insuline.

À Copenhague, à Boston et à Göttingen, dans les laboratoires en pointe sur GLP-1, on observe cependant ces résultats avec prudence. Alors jeune chercheur dans le groupe de Werner Creutzfeldt, à Göttingen, Michael Nauck se souvient : « C'était une très bonne étude mais elle ne portait encore que sur des sujets sains. Or nous étions échaudés par l'histoire de GIP. Il y avait eu un essai au Canada au début des années 1970 qui montrait aussi que si l'on injecte du GIP avec du glucose cela augmente effectivement la sécrétion d'insuline chez les sujets sains. Quinze ans plus tard, Jens Holst et son collaborateur Thure Krarup avaient constaté que cela ne fonctionnait pas chez les diabétiques. Nos propres études avaient montré en 1986 qu'il y avait quelque chose qui bloque l'effet incrétine du GIP chez les diabétiques. »

En somme, l'effet thérapeutique espéré avait lieu chez tout le monde… sauf chez les patients qui en avaient besoin. Mais il s'agissait de GIP. Peut-être que GLP-1 s'en sortirait mieux ?

Un mur de doutes

À Boston, Svetlana Mojsov et Joel Habener sont impatients d'avoir la réponse. Ils vont trouver l'un des pontes de la diabétologie du Massachusetts General Hospital, David Nathan. Car lui a des patients. « Vous pouvez faire un essai clinique sans l'approbation de la FDA dans une institution comme le Mass General uniquement si la molécule que vous testez a été fabriquée dans cette institution, explique Svetlana Mojsov. Or, au laboratoire d'endocrinologie, je produisais déjà des quantités quasi industrielles de la forme raccourcie du GLP-1 (7-37). »

Les tests commencent fin 1987 et se poursuivent jusqu'à l'automne 1989. David Nathan recrute quelques patients diabétiques de type 2, tandis que des techniciens du laboratoire d'endocrinologie se portent volontaires pour faire partie du groupe contrôle. Les patients à jeun prenaient un repas tout en recevant une infusion de GLP-1 pendant une heure et demie. Résultats, aussi bien chez les sujets sains que les diabétiques de type 2, le taux de GLP-1 augmentait, l'insuline aussi et le taux de glucose dans le sang diminuait. « C'était la preuve de principe », reprend Svetlana Mojsov. Autrement dit, la démonstration qu'on tient un possible médicament.

Toutefois, Joel Habener, Svetlana Mjosov et David Nathan vont se heurter à un mur de doutes. « Nous avons soumis le papier au *Journal of Clinical Investigation* avec le nombre de sujets que nous avions (quatre). Ils ont répondu que ce n'était pas assez, relate Svetlana Mjosov. Nous en avons ajouté et cela leur a pris six mois pour passer en revue l'article, avant de finalement le refuser. Nous l'avons alors soumis à la revue *Diabetes*

Care qui l'a finalement accepté à l'automne 1991 et publié début 1992. Cela avait pris deux ans et demi, ce qui vous donne une idée du scepticisme à l'époque ! Mais l'important, c'est que tous les patients répondaient au traitement. C'est là que j'ai acquis la certitude qu'on tenait un médicament. »

La compétition se fait rude

Ces résultats ont pour effet de durcir la compétition. La petite communauté du GLP-1 qui s'est constituée à Copenhague, à Göttingen, mais aussi à l'Institut Karolinska de Stockholm critique les résultats cliniques des chercheurs de Boston. Dans une lettre de commentaire, le Danois Jens Holst pointe le manque de références aux travaux menés en Europe. Il souligne surtout que la forme 7-37 synthétisée par les Américains serait un moins bon candidat thérapeutique que le peptide naturel 7-36 qu'il a extrait, la forme synthétique s'étant révélée inefficace chez le rat.

Cette différence d'un acide aminé (7-37 ou 7-36) correspond à une division supplémentaire de la terminaison finale de l'hormone naturelle par rapport à l'hormone de synthèse. Elle s'avérera anecdotique, puisque c'est le début de la séquence qui se lie aux récepteurs des cellules pour les activer. Reste que c'est bien la forme synthétique 7-37 que l'on retrouve aujourd'hui dans les médicaments comme Ozempic. Jens Holst le reconnaît, bougon : « L'élimination du 37e acide aminé n'apporte rien sinon une étape de fabrication supplémentaire. »

La question de l'inefficacité du GLP-1 synthétique 7-37 chez le rat est par contre un problème bien réel. En 1990, un groupe de l'université de Tsukuba au Japon montre que GIP et GLP-1 fonctionnent chez des rats sains, mais pas chez des animaux diabétiques. « Bien sûr le rat et l'humain sont très différents, commente Michaël Nauck. La question pour nous était de voir si cette absence d'effet déjà observée chez les diabétiques humains avec GIP n'allait pas ruiner les espoirs placés dans GLP-1. Nous avons commencé des essais cliniques chez l'homme en 1988-1989. Pour ma part, je m'attendais à trouver la même chose décevante chez les humains que chez le rat. »

Le pancréas artificiel de Stockholm

Pendant que Michael Nauck recrute ses premiers patients à la clinique de diabétologie de l'hôpital de Bad Lauterberg dans les montagnes du Harz en Allemagne, Suad Efendic, l'un des disciples de Viktor Mutt à l'institut Karolinska de Stockholm, s'est lancé dans une expérience originale. « Il utilisait un Biostator, un pancréas artificiel. C'était une machine extrêmement compliquée et le protocole de l'essai ne l'était pas moins », explique Jens Holst, qui fournit au groupe de Stockholm ses GLP-1 naturels et mesure les niveaux de l'hormone dans le plasma sanguin.

On espérait que cette machine, qui mesure le taux de glucose dans le sang pour relâcher de l'insuline au besoin, permettrait une lecture plus directe de l'effet du GLP-1 perfusé en parallèle et après que des patients diabétiques et obèses avaient pris un repas. « Mais les résultats n'étaient pas clairs, regrette Jens Holst. On venait en effet de se rendre compte que GLP-1 a aussi pour effet de ralentir puissamment la vidange gastrique, ce qui a pour effet de retarder aussi la production d'insuline. »

Cette action de GLP-1 sur l'estomac s'avérera importante parce qu'elle n'est pas étrangère à l'effet de perte de poids observé depuis. Si l'essai de Suad Efendic n'est pas probant sur la sécrétion d'insuline, il a le mérite de confirmer l'effet de GLP-1 sur la vidange gastrique. C'est ce qui motivera l'intérêt naissant pour la prise en charge de l'obésité chez des chercheurs comme Richard DiMarchi. Ce biochimiste, qui avait mis au point l'insuline recombinante à effet rapide d'Eli Lilly, allait se passionner pour GLP-1 après sa rencontre avec Suad Efendic.

« Mais cet effet sur la vidange gastrique faussait aussi l'interprétation, relève Michael Nauck. Suad Efendic concluait qu'il y avait besoin de moins d'insuline pour contrôler le taux de glucose. Mais s'il n'y a pas de vidange gastrique, le niveau de glucose ne monte pas et donc le Biostator n'infuse pas d'insuline. J'ai écrit au rédacteur en chef du *New England Journal of Medicine* dans lequel a été publiée l'étude en 1992 pour proposer cette interprétation sur la vidange gastrique. Cela n'a pas été publié. »

Mis bout à bout, ces différents essais cliniques commencent pourtant à construire les preuves que GLP-1 est un candidat sérieux contre le diabète. Et ils distillent aussi les premiers indices que la molécule a un effet sur la prise de poids. Mais la vraie démonstration clinique viendra de l'essai lancé par Michael Nauck dans les montagnes du Harz et dont il publie les résultats en 1993 dans *Diabetologia*.

Effet waouh dans les montagnes du Harz : le GLP-1 tient ses promesses

« Nous avions retenu une dose assez faible, de l'ordre de quatre fois la concentration de GLP-1 que l'on trouve naturellement dans la circulation sanguine », relate Michael Nauck en visioconférence depuis son jardin de Bochum. « Nous avons été extrêmement chanceux que le premier dosage soit le bon. Dès les premiers résultats, c'était waouh », explique le chercheur, perdant un court instant cette forme de flegme sérieux qu'affectionnent les scientifiques allemands.

Il apparaît bientôt que le GLP-1 est responsable à 70 % de la sécrétion d'insuline après un repas. L'essai avait en effet recruté des patients diabétiques de type 2 qui venaient à la clinique de Bad Lauterberg parce que leurs traitements de fond devenaient insuffisants pour contrôler leur diabète. Ils devaient passer à l'insuline. « C'est la population la plus difficile, observe Michael Nauck, mais nous voulions vraiment savoir si cela marche. Nous leur demandions s'ils acceptaient de participer sans savoir s'ils recevraient la molécule ou un placebo ».

Michael Nauck, mais aussi Jens Holst, avec qui il a sympathisé en 1985 lors d'un congrès à Madrid et qui lui fournit ses GLP-1 naturels, sentent qu'ils sont sur la bonne voie dès le premier patient. « Pendant les quatre heures de perfusion du GLP-1, le taux de glucose passait de 245 à 95 mg/dl. Pour vous donner une idée, le diabète est diagnostiqué à partir de 126 mg/dl. Un niveau de 95 est complètement normal, et difficile à obtenir même avec l'insuline chez ce genre de patients », explique Michael Nauck.

Chez les patients qui se succèdent, ils observent un effet identique. « Je ne me souviens plus si nous avions défini à l'avance un nombre de patients à atteindre mais à partir de dix sujets, les résultats étaient si robustes que nous avons décidé de publier. » Michael Nauck complète cette étude avec quelques autres sur des patients déjà sous insuline, ce qui lui permet au passage de vérifier qu'il n'y a pas de différence notable entre le GLP-1 synthétique (7-37) et naturel (7-36).

« Nous avons aussi voulu savoir si GLP-1 diminuait l'activité du glucagon, comme observé chez les cochons à Copenhague, poursuit le méticuleux chercheur. C'était le cas mais surtout cela produisait un effet très équilibré. Quand les patients, chez qui nous réduisions le glucose progressivement, arrivaient près de l'hypoglycémie, la réponse naturelle du glucagon repartait pour jouer son effet correctif. Il y avait là quelque chose du miracle. Ni hyperglycémie ni hypoglycémie. Parce que ce système GLP-1 est ainsi fait qu'il limite l'excès ou le manque de glucose aux extrêmes. » « C'était comme faire d'une pierre deux coups », résume Jens Holst.

Pierre ou miracle, cela ne suffit pas encore à convaincre l'industrie pharmaceutique. Si certains, comme Novo Nordisk, veulent attendre que la situation autour du brevet très large du Mass General se clarifie, ces essais cliniques ont aussi une autre raison de refroidir les ardeurs : ils révèlent un énorme obstacle au développement pharmaceutique de GLP-1.

L'enzyme qui fait pschitt : une vie trop courte pour un médicament

Si, dans tous ces essais, le GLP-1 a été perfusé dans la durée et non pas injecté en une fois et pour une semaine comme c'est le cas d'Ozempic et de ses concurrents aujourd'hui, c'est parce que, synthétique ou naturelle, cette molécule est très fragile. Sa demi-vie dans le corps est de l'ordre d'une minute trente. Et puis pschitt… « C'était ridiculement court, relève Jens Holst, et nous nous sommes mis en tête de comprendre pourquoi. Pourquoi l'évolution naturelle avait-elle choisi de conserver une hormone aussi furtive ? »

La réponse va venir de l'étude détaillée du métabolisme de la molécule et d'une observation qui aboutira à une nouvelle surprise, qui va devenir centrale pour l'effet de GLP-1 sur la perte de poids.

« Dès 1973, des études avaient montré qu'une autre hormone issue de l'intestin (la cholécystokinine) était capable d'inhiber la prise de poids. Elle aussi a une demi-vie très courte et elle active des récepteurs dans le cerveau, comme on le découvrira plus tard pour GLP-1. Or, dans la nature, quand une hormone a une activité sur le cerveau, cet effet est toujours très court », explique Jens Holst.

Une rencontre avec un anatomiste de l'université de Kiel va mettre le chercheur et sa collaboratrice Carolyn Deacon (déléguée par Novo Nordisk) sur une autre piste, biochimique celle-là, pour comprendre pourquoi GLP-1 est si fragile. « Il s'appelle Rolf Mentlein. Il avait mélangé une enzyme appelée DPP-4 avec du GLP-1 dans un tube à essai et constaté une dégradation de l'hormone. Nous sommes allés le voir et Carolyn m'a demandé si j'arrivais à y croire. Je lui ai répondu : “Non, mais rentrons à la maison et testons-le quand même.” Nous avons pu confirmer que c'est vraiment ce qui se passe chez l'être humain. L'enzyme DPP-4 découpe GLP-1 presque immédiatement après qu'il commence à circuler. Cela lui ôte toutes ses propriétés. »

Le problème n'est pas secondaire. D'autant plus, que découverte en 1968, cette DPP-4 (dipeptidyl peptidase-4) est omniprésente dans le corps humain. Elle possède toutefois de multiples rôles. L'un d'entre eux consiste à aider les globules blancs à s'activer face à de possibles menaces extérieures. Elle est donc bien connue des immunologistes.

Les solutions de la biochimie et la course aux minutes de demi-vie

Quand Jens Holst et Carolyn Deacon se mettent à enquêter sur cette enzyme, ils découvrent que l'industrie pharmaceutique a déjà développé des molécules pour empêcher l'action de DPP-4 afin de bloquer la réaction immunitaire à laquelle elle participe. C'était en particulier le cas pour éviter les rejets de greffes en complément d'un autre médicament immunosuppresseur, la ciclosporine, développée par le Pr Jean-François Borel dans les années 1970 chez Sandoz, à Bâle.

Dans un article publié en 1995 par le *Journal of Clinical Endocrinology & Metabolism*, Carolyn Deacon et Jens Holst proposent d'associer GLP-1 à ces inhibiteurs de DPP-4 pour en prolonger l'action. À Bâle, où Sandoz est en train de se marier avec Ciba-Geigy pour donner naissance à Novartis, cet article fait l'effet de la foudre. « Ils avaient fait des études pour développer ces immunosuppresseurs, mais au départ ils étaient toxiques. Ils les ont purifiés encore et encore, mais là, cela ne fonctionnait plus pour l'immunité et ils ont arrêté. Ils ont lu notre article et ils se sont dit : "Mon Dieu, est-ce que nous n'aurions pas quelque part ici à Bâle une formulation très pure d'inhibiteurs de DPP-4 qui puisse être utile pour protéger GLP-1 ?". »

Cet axe de recherche ne donnera pas les résultats escomptés par Novartis. La collaboration entre le groupe suisse et les chercheurs de Copenhague va certes aboutir au développement de la vildagliptine, le premier inhibiteur de la DPP-4. Elle améliore la durée de vie du GLP-1 naturellement produit par le corps et deviendra un médicament souvent donné en complément de la metformine pour aider les diabétiques à mieux contrôler leur glycémie.

Mais en dépit de son avance, Novartis ne parviendra pas à instaurer sa domination sur ce marché destiné à peser des milliards. Son médicament, le Galvus, mettra six ans à obtenir le feu vert de l'agence américaine du médicament (FDA), à cause de ses effets secondaires. Il n'atteindra que furtivement le rang de blockbuster (plus de 1 milliard de dollars de ventes annuelles), avant de voir son volume de ventes redescendre à 692 millions de dollars en 2023.

Il faut dire que, comme le résume Jens Holst, « Merck regardait par-dessus l'épaule de Novartis ». L'entreprise américaine a développé son propre inhibiteur de DPP-4, la sitagliptine (nom commercial : Januvia). Approuvé par la FDA dès 2006, c'est aujourd'hui un des médicaments les plus vendus dans le monde (4,5 milliards de dollars en 2023).

Toutefois, lui aussi voit ses ventes ralentir, dépassé désormais par le succès des analogues de GLP-1 comme l'Ozempic.

« À l'époque, nous avions deux possibilités : bloquer l'enzyme destructrice du GLP-1 avec ces inhibiteurs de DPP-4 ou modifier directement la molécule pour la rendre plus durable », reprend Jens Holst. C'est cette seconde piste que suivront Novo Nordisk et Eli Lilly, comme à peu près toute l'industrie aujourd'hui. Mais pour cela, il ne faudra pas seulement trouver les moyens d'empêcher l'enzyme DPP-4 d'inactiver GLP-1.

Comme le souligne Michael Nauck, « les premiers essais cliniques n'avaient pas révélé uniquement le problème de DPP-4. Il y avait aussi celui de l'élimination rapide de GLP-1 par les reins. En remplaçant l'acide aminé auquel se fixe l'enzyme DPP4-4 par un autre, les premiers analogues expérimentaux pouvaient régler la première difficulté, mais pas la seconde. On passait d'une molécule dont la demi-vie était d'une minute trente à une autre, analogue, qui durait cinq minutes. C'est loin d'être assez pour un médicament ».

La résolution de ce casse-tête sera à mettre aux crédits des chimistes des entreprises de Novo Nordisk et Eli Lilly. Avant cela, il faudra d'abord la découverte de la cible du GLP-1 par un chercheur suisse solitaire. Puis l'intervention inattendue d'un monstre du désert de l'Arizona.

CHAPITRE 5

Forcer la serrure de la minceur : la molécule et son récepteur

Si Boston et Copenhague ont découvert la molécule GLP-1, c'est un biologiste suisse solitaire qui a cloné son récepteur, autrement dit la serrure qu'ouvrent les médicaments dérivés de cette hormone pour que les cellules produisent de l'insuline chez les diabétiques ou brident l'appétit des obèses. Immédiatement repérée par les Danois de Novo Nordisk, la découverte de Bernard Thorens va débloquer la recherche pharmaceutique dans les années 1990.

Il est toujours stupéfiant de constater à quel point les scientifiques ont du mal à prendre leur retraite. Fin 2022, Bernard Thorens, 69 ans, a troqué la vue sur le lac de son bureau du Centre intégratif de génomique de l'université de Lausanne (UNIL) pour un espace partagé à l'Institut suisse de bio-informatique, dans les sous-sols du bâtiment Amphipôle. Cela ne l'empêche pas de travailler. Il est passionné par GLP-1, la molécule qui empêche de se goinfrer de confiseries. Au point de caresser l'idée d'une nouvelle start-up dans ce domaine.

Bernard Thorens est entré dans cette histoire en pionnier et un peu par effraction. En 1992, après cinq ans de recherche aux États-Unis, il revient en Suisse grâce à une bourse Start du Fonds national. Il participe alors à un modeste congrès organisé à Monaco par la Juvenile Diabetes Research Foundation, une organisation philanthropique américaine au travers de laquelle les parents d'enfants diabétiques de type 1 financent les recherches sur la maladie. À la fin de sa présentation, il ne lâche que trois mots sur sa dernière découverte et rentre à Lausanne. Mais le lendemain matin, une poignée de chercheurs de Novo Nordisk se présentent à son bureau sans avoir pris rendez-vous. Ils veulent en savoir plus.

« Novo dans mon bureau »

« J'avais présenté mes recherches sur une protéine qui facilite l'absorption du glucose au travers de la membrane des cellules, GLUT2, explique-t-il dans son sous-sol. À la fin, j'ai évoqué mon travail sur GLP-1. Ce n'était pas encore publié. Il devait y avoir des gens de Novo dans la salle parce que le lendemain à la première heure, ils étaient à ma porte. Ils m'ont dit qu'ils voulaient breveter cette découverte. »

Une telle urgence ne s'explique pas seulement par la nécessité de déposer un brevet pour une exploitation commerciale avant qu'une découverte ne soit rendue public dans un journal scientifique, et partant, reproductible par d'autres. Quand ils évoquent le travail de Bernard Thorens, les chercheurs du domaine sont unanimement admiratifs.

Dans son bureau de la Rockefeller University de New York, Svetlana Mojsov parle de « tour de force ». À Copenhague, Jens Holst ajoute : « C'était vraiment fantastique. Il avait fait cela seul et il a publié comme auteur unique. Cela n'arrive pratiquement jamais, surtout dans un journal aussi prestigieux que les *PNAS*. »

Parue en septembre 1992 dans ces fameux *Proceedings of the National Academy of Sciences*, la découverte de Bernard Thorens tombe à pic : en substance, elle décrit le clonage du récepteur du GLP-1 situé dans les cellules bêta du pancréas.

Une serrure indispensable

C'est une étape cruciale. Parce que pour qu'une protéine déclenche un mécanisme dans une cellule, disons la sécrétion d'insuline, il faut que cette cellule dispose d'un récepteur adapté à cette protéine spécifique. C'est un peu comme un système de clé et de serrure. La protéine, l'hormone dans le cas de GLP-1, est la clé. Quant au récepteur, il est la serrure unique qui lui correspond. Il réagit à l'information apportée par la première en déclenchant une cascade de catalyses chimiques qui, *in fine*, vont permettre à la cellule d'exécuter une action.

« Nos études publiées en 1987 avaient montré l'action directe du GLP-1 sur les cellules des îlots de Langerhans pour stimuler la sécrétion d'insuline, explique Daniel Drucker depuis son labo de Toronto. On supposait que cela se faisait par l'intermédiaire d'un récepteur. C'est ce qui a été confirmé par le clonage effectué plus tard par Bernard Thorens. »

Cinq ans plus tard, exactement. Parce que cloner ce récepteur a été un vrai défi. Il compte en effet 463 acides aminés, quand la forme active (tronquée) de GLP-1 n'en a que 31. Et il faut commencer par identifier et extraire la séquence génétique qui code cette protéine dans l'ADN, ce qui revient à chercher une aiguille dans une botte de foin. Pour vérifier son activité, cette séquence codante (dite cDNA) doit ensuite être introduite dans diverses cellules et pas seulement les cellules bêta du pancréas où elle est naturellement présente. Bernard Thorens a utilisé des cellules de peau. Cela lui a permis de vérifier que la séquence introduite aboutit bien à la construction du récepteur sur la membrane d'une cellule où il n'est pas présent normalement.

Cerveau et souris transgénique

À partir de là, ce clonage du récepteur devient un instrument fondamental de recherche. On peut d'abord s'en servir pour identifier quels autres types de cellules expriment naturellement le récepteur. On découvrira ainsi plus tard que le récepteur du GLP-1 n'est pas présent que dans les seules cellules du pancréas, mais qu'il se trouve également ailleurs, en particulier dans le cerveau. C'est un des mécanismes centraux qui expliquent que GLP-1 agit sur le sentiment de satiété. Autrement dit, que c'est pour cette raison que l'on mange moins avec ce traitement.

Mais le clone du récepteur est aussi un instrument important pour la recherche pharmaceutique. Dès lors que l'on connaît la séquence du récepteur, on peut l'introduire dans des cellules de culture, qui vont devenir des modèles pour tester différentes variantes de la molécule, et même chez des animaux de laboratoire.

C'est ce qu'a fait Daniel Drucker à Toronto. « Nous avons utilisé cette séquence pour créer la première souris transgénique du récepteur du GLP-1, résume-t-il. Elle s'est révélée un outil inestimable au cours des vingt-cinq dernières années pour caractériser les actions du GLP-1 dans de nombreux tissus et états pathologiques et pour évaluer la sélectivité des nouveaux médicaments à base de GLP-1. »

Retour en 1992. Quand Bernard Thorens commence à évoquer sa découverte, les premiers résultats cliniques de l'efficacité de GLP-1 dans la sécrétion d'insuline ainsi que dans le ralentissement de la vidange gastrique commencent à tomber. On comprend l'empressement de Novo Nordisk à breveter le récepteur.

Le potentiel médical de la molécule émerge, mais son développement demande encore de nombreux travaux en particulier en raison de la vitesse (moins de deux minutes) à laquelle GLP-1 est dégradée dans le corps. Tester diverses variantes de la molécule sur des lignées cellulaires ou des animaux de laboratoire incluant le récepteur cloné est donc un outil de laboratoire idéal.

Bernard Thorens : une carrière vouée au diabète

Pour Bernard Thorens, son « tour de force » est un aboutissement, mais ce n'est pas la fin de son rôle dans le développement pharmaceutique de GLP-1 et plus largement dans les progrès contre le diabète. Le chercheur de Lausanne avait commencé par étudier la biochimie à l'université de Genève avant de rejoindre, au début des années 1980, le laboratoire d'un spécialiste du diabète que nous avons déjà rencontré : le Suisse Lelio Orci.

« Orci avait fait beaucoup d'études sur la structure des cellules bêta sécrétrices d'insuline, explique Bernard Thorens. C'est ce qui m'intéressait. Avec le diabète, le signal du glucose qui circule dans le sang n'est plus perçu de façon normale. Mais cela implique une multiplicité de mécanismes. La question restait de savoir lesquels de ces signaux étaient impliqués dans la maladie. »

À l'époque, on commençait à avoir une idée des mécanismes d'actions (les biologistes parlent de *pathways*) des hormones avec le glucagon, l'hormone anti-insuline, qui augmente le glucose sanguin en le tirant du foie. « On venait de découvrir la chaîne de signalisation qui déclenche la production de glucose stocké dans les cellules du foie quand le récepteur du glucagon est activé », poursuit Bernard Thorens. Il restait à découvrir les enchaînements qui aboutissent à la sécrétion insuline.

Si l'année suivante sa thèse en pathologie dans le département de l'immunologue Pierre Vassalli porte finalement sur un mécanisme de synthèse et de transport d'autres protéines (les anticorps dans les cellules immunitaires), le passage de Bernard Thorens chez Lelio Orci l'a mis définitivement sur la piste du diabète. Il en est même devenu une sommité mondiale. Il a ainsi été vice-président de l'Association européenne pour l'étude du diabète de 2012 à 2015, au moment où les premières approbations de médicaments à base de GLP-1 commencent à accélérer.

Le rôle de la membrane

Mais n'anticipons pas. Dans le laboratoire de Lelio Orci, Bernard Thorens travaille sur la sécrétion d'insuline et ses défauts chez les diabétiques. Cela détermine la maladie à laquelle il va consacrer sa carrière. Mais il comprend surtout pendant ses années de formation qu'une nouvelle science se profile.

« C'est l'époque de l'explosion de la biologie cellulaire et moléculaire, explique-t-il. Les Nobel allaient à des gens comme George Palade et Christian de Duve (en 1974) qui avaient décrit de nombreuses structures présentes à l'intérieur des cellules et notamment celles impliquées dans la production et la sécrétion des protéines. Nous découvrions toute la complexité de l'organisation de la cellule. Et nous avions des techniques de plus en plus sophistiquées pour la comprendre. »

Il se trouve que Lelio Orci collabore à cette époque avec quelques-uns des géants de cette nouvelle science, comme Jim Rothman (prix Nobel 2013), pour comprendre la manière dont les molécules comme l'insuline sont synthétisées, secrétées puis transportées à l'intérieur des cellules avec différentes modifications jusqu'à la molécule effectivement active. Autrement dit, comment on passe du gène à l'ARN messager, puis à la protéine précurseur, la pro-insuline, puis de là, en fonction du façonnage de diverses enzymes, à l'hormone finale, celle qui est relâchée dans le sang pour signifier à d'autres cellules de capturer le glucose.

Le rôle de la membrane cellulaire est central dans ces mécanismes. D'une part, elle reçoit des signaux, comme la présence de glucose ou d'hormones, *via* des récepteurs ; de l'autre, elle sécrète la protéine nécessaire. Or, outre Jim Rothman et Lelio Orci, l'un des meilleurs spécialistes de la membrane est, à cette époque, le biologiste Harvey Lodish. Et lui vient de cofonder, en 1982, en face du MIT à Boston, un laboratoire qui va devenir légendaire dans le siècle biotech qui s'annonce : l'institut Whitehead.

Sur les épaules des Nobel de l'institut Whitehead

Dans les années 1980, la direction de ce laboratoire est assurée par David Baltimore, prix Nobel de médecine en 1975 pour ses découvertes concernant l'interaction entre les virus tumoraux et le matériel génétique de la cellule. Bernard Thorens pressent que le Whitehead va jouer un rôle capital. À raison, puisqu'à lui seul, ce nouveau laboratoire séquencera un tiers des trois milliards de bases de l'ADN humain lors des dix années qui ont permis le premier séquençage complet du génome humain. Après avoir pris contact avec Harvey Lodish, le chercheur suisse entre à 31 ans dans le club le plus exclusif du génie génétique.

Il passera cinq ans au Whitehead Institute. Il se souvient d'un endroit magique. « Vous alliez à la cafétéria à midi et il y avait toujours deux ou trois Nobel qui prenaient leur sandwich. Harvey Lodish était un chef exceptionnel, d'une grande culture scientifique et qui nous laissait pleine liberté pour poursuivre les recherches qui nous intéressaient. Il passait dans le labo le matin pour discuter des expériences en cours et donner son avis et ses conseils. Il assurait le financement du laboratoire, si bien que nous pouvions nous concentrer pleinement sur nos recherches. »

Fort de cette liberté, Bernard Thorens se lance dans des projets de clonage de protéines membranaires comme les récepteurs tramés sur la surface des cellules, qui sont à l'affût du moindre signal. « Ces protéines de surface sont plus difficiles à cloner que celles qui sont dans la cellule. Mais j'ai eu la chance de reprendre la paillasse de Mike Mueckler. Lui venait de cloner le premier transporteur de glucose. »

Baptisé GLUT1, cette protéine facilite l'entrée du glucose dans certaines cellules. Mais pas dans toutes. « Il avait cherché dans les cellules du foie qui transportent de grosses quantités de glucose (relâché sous l'action du glucagon pour éviter une hypoglycémie). Or son transporteur n'y était pas. Cela veut dire qu'il y avait autre chose. C'est ce qui m'a mis sur la piste d'un second transporteur qui sera baptisé GLUT2. »

La découverte de ce qu'il appelle « une nanomachine incroyablement rapide capable de transporter des milliers de molécules de glucose chaque seconde » va permettre à Bernard Thorens de publier son premier article en tant qu'auteur principal dans *Cell* en 1988. La découverte est significative : elle permettra de trouver d'autres cellules détectrices de glucose, y compris dans les neurones. C'est ce travail qu'il présente au congrès de Monaco en 1992. Toutefois, comme on l'a vu, c'est sa recherche sur GLP-1 qui retient d'abord l'intérêt de l'industrie pharmaceutique.

« J'avais eu envie d'élargir la palette des choses que je pouvais explorer sur les cellules bêta, reprend Bernard Thorens. À la clinique Joslin de Boston, j'avais appris à isoler les îlots pancréatiques, ce que peu de gens savaient faire. En Europe, beaucoup de chercheurs travaillaient sur ces îlots et en particulier sur le récepteur de l'insuline pour comprendre les phénomènes d'insulino-résistance. Mais c'étaient des études physiologiques alors qu'avec les techniques dont je disposais au Whitehead Institute, on pouvait descendre au niveau des gènes et des protéines. Le groupe de Joel Habener était juste de l'autre côté de la Charles River. Il venait de découvrir GLP-1. On avait une nouvelle clé, je me suis mis en tête de cloner sa serrure, c'est-à-dire le récepteur. »

De Boston à Lausanne

Grâce à la liberté que lui laisse Harvey Lodish, à l'avance du Whitehead dans les techniques d'expression génétique et à son savoir-faire dans l'isolement des îlots de Langerhans, Bernard Thorens se lance dans cette recherche qu'il n'achèvera qu'après son retour à Lausanne en 1992.

« C'était vraiment très difficile, confesse-t-il. D'abord, je voulais exprimer le récepteur dans des cellules de mammifères (les cellules COS issues du singe) et non de bactéries, ce qui est plus compliqué. Il fallait optimiser toutes les étapes à 100 %, ce qui a pris des mois avec parfois la nécessité de développer nos propres méthodes de détection parce que les technologies disponibles commercialement donnaient des résultats misérables. Mais, à la fin, j'ai pu avoir plusieurs clones qui se lient spécifiquement à GLP-1 et que j'ai caractérisés à Lausanne. »

C'est donc en Suisse que Bernard Thorens démarre sa collaboration avec Novo Nordisk suite au brevet déposé en commun avec la compagnie danoise sur le clone du récepteur du GLP-1. On tient désormais non seulement le GLP-1, mais aussi sa cible moléculaire. Toutefois, il reste bien des étapes à franchir avant que se concrétise l'immense succès médical et commercial de cette molécule. Entre-temps, Bernard Thorens, comme tous les chercheurs du domaine, va se retrouver télescopé par un lézard dont le rôle sera aussi crucial qu'éphémère. C'est l'histoire du monstre de Gila.

CHAPITRE 6

Le monstre de Gila et la molécule qui ouvre le marché de la minceur médicalisée

Les baudroies du port de Boston ne sont pas les seuls animaux monstrueux à avoir contribué aux développements des médicaments qui font maigrir, comme Ozempic. À la fin des années 1990, le monstre de Gila, un lézard de l'Arizona, capte toute l'attention de la recherche sur GLP-1, car son venin contient une molécule très proche, mais qui présente l'avantage d'être beaucoup plus stable. Ce sera le premier médicament de cette nouvelle classe commercialisé dès 2005. Son succès fut éphémère, mais il a inspiré et poussé l'industrie pharmaceutique à produire des analogues de GLP-1 efficaces et durables contre le diabète et l'obésité.

Dans les conférences scientifiques, la plupart des gens prêtent plus d'attention aux présentations principales des chercheurs stars qu'aux « posters » – ces affiches illustrées qui présentent une recherche – que les scientifiques moins renommés exposent dans les couloirs pour tenter d'éveiller l'intérêt. La plupart des gens, mais pas Andrew Young.

Nous sommes en 1996. Andrew Young est alors directeur scientifique d'une petite biotech de San Diego fondée onze ans plus tôt : Amylin Pharmaceuticals. La start-up se bat depuis des années pour trouver une utilité à l'hormone qui donne son nom à l'entreprise et qui a été découverte au milieu des années 1980 par le beau-frère d'Andrew Young, Garth Cooper, à l'université d'Oxford. Mais Andrew Young se heurte à un mur.

Une molécule qui dure plus que quelques minutes

C'est que cette hormone, produite comme l'insuline par les cellules bêta du pancréas, tend à s'agréger. Difficile d'en faire un médicament. Andrew Young a donc commencé à chercher des alternatives, des analogues (des formes légèrement modifiées) d'amyline et d'autres hormones adaptables en médicament, comme GLP-1. C'est là qu'il tombe sur le poster qu'un chercheur présente dans un recoin du congrès annuel de l'Association américaine du diabète en 1996 à San Francisco.

« Je suis passé devant et j'ai vu que la molécule qu'il présentait avait fait quelque chose que l'industrie n'avait pas encore été capable de réaliser », se souvient Andrew Young qui, après trente-cinq ans aux États-Unis, n'a pas perdu son accent néo-zélandais. « Ce chercheur, John Eng, avait donné certaines doses de cette molécule à des souris atteintes de diabète de type 2. Le glucose dans leur sang avait retrouvé un niveau normal. Mais ce qui était encore plus intéressant, c'est que cela durait vingt-quatre heures. »

Grâce à son intérêt pour GLP-1, Andrew Young sait qu'à cette époque Jens Holst à Copenhague et d'autres chercheurs se battent toujours pour trouver les moyens de prolonger la durée de vie de GLP-1 détruite en une minute trente dans la circulation sanguine par une enzyme et son élimination par les reins.

« Les premiers agonistes[1] du récepteur du GLP-1 qui avaient été synthétisés pour reproduire l'hormone humaine en allongeant sa durée de vie n'avaient d'effet que pendant maximum quinze à trente minutes, rappelle Andrew Young. Ce n'était clairement pas une thérapie pratique parce qu'il aurait fallu l'injecter tout le temps. »

Le chercheur est donc tout ouïe, à San Francisco, quand John Eng lui explique l'avantage de sa molécule : elle ne disparaît pas en quelques minutes, mais en quelques heures. Mais John Eng lui dit aussi que cela fait trois ans qu'il court le monde pour tenter de convaincre des entreprises pharmaceutiques que cet analogue du GLP-1 serait potentiellement utile contre le diabète. En vain. Largement parce que ce peptide provient de la salive empoisonnée d'un lézard noir et orange de 50 centimètres de long qui se nourrit trois fois par an et passe l'essentiel de son temps sous les terres désertiques de l'Arizona : le monstre de Gila.

La découverte de John Eng n'a pourtant rien de celle d'un amateur de reptiles. Il a commencé sa carrière dans

1. Un agoniste est une molécule qui active un récepteur cellulaire.

le laboratoire de Rosalyn Yalow, qui avait obtenu un prix Nobel pour avoir mis au point, à la fin des années 1950, un outil indispensable à la recherche en biologie : le dosage radio-immunologique. C'est ce qui a permis de détecter dans des échantillons de très petites molécules, en commençant par celle de l'insuline, puis des hormones encore plus petites, comme GLP-1.

Venins et poisons

Jean-Pierre Raufman, qui est aujourd'hui directeur de la division gastro-entérologie et hépatologie de l'école de médecine de l'université du Maryland, explique que « John Eng était passé maître dans l'art de développer toutes sortes de tests radio-immunologiques pour ses recherches en endocrinologie. » C'est ainsi qu'a débuté leur collaboration, quand lui-même a rejoint, au début des années 1980, un hôpital de Brooklyn pas très loin du laboratoire de John Eng à l'Hôpital des vétérans du Bronx, à New York. C'est là que Jean-Pierre Raufman va mettre John Eng sur la piste des poisons et des venins.

« Je venais des National Institutes of Health où j'avais travaillé sur une vingtaine de venins pour tenter d'identifier des peptides intéressants, raconte-t-il. Les venins et les poisons des animaux contiennent beaucoup de molécules intéressantes. On venait de développer un premier médicament contre l'hypertension à partir d'un peptide identifié dans le venin d'une vipère brésilienne. Cela dit, j'étais jeune et naïf, et je suis parti sur plusieurs fausses pistes. À la fin, comme il me fallait un projet sur lequel me concentrer, j'ai retenu la molécule qui produisait le signal le plus intéressant. Elle venait de la salive empoisonnée du monstre de Gila. Quand je l'injectais dans un modèle de pancréas de cochon d'Inde que nous avions au labo, elle déclenchait la sécrétion d'enzymes pour la digestion. »

Ça marche sur les cochons d'Inde

Quand Jean-Pierre Raufman raconte cette histoire à John Eng, la curiosité de ce dernier est piquée. Il se demande s'il ne pourrait pas utiliser ses tests radio-immunologiques pour identifier d'autres peptides prometteurs dans la salive du monstre de Gila. Après avoir obtenu des échantillons d'un serpentarium de l'Utah, il identifie quelques molécules intéressantes. Il les séquence pour connaître l'organisation des acides aminés, les briques chimiques qui les composent. « C'est comme cela que nous sommes tombés sur l'exendine-4 », poursuit Jean-Pierre Raufman.

Dans l'article de 1992 qui rend compte, dans le *Journal of Biological Chemistry*, de la découverte par John Eng et Jean-Pierre Raufman de ce nouveau peptide, il n'est cependant pas encore question d'application médicale humaine, pas plus que de diabète ou d'insuline. Mais l'exendine-4 active des cellules pancréatiques de cochon d'Inde et les auteurs supposent que le même mécanisme pourrait être actif chez d'autres mammifères.

Le clonage du récepteur du GLP-1 chez l'être humain publié en 1992 par le Suisse Bernard Thorens et les observations d'un chercheur allemand vont permettre d'aller plus loin.

La salive du monstre pour combattre le diabète ?

En 1993, à l'université de Marburg en Allemagne, Burkhard Göke, un ancien assistant de Werner Creutzfeldt, est frappé par la similarité de la séquence de l'exendine-4 avec celle du GLP-1 (53 %). Il teste la molécule extraite du lézard sur des lignées cellulaires de rat, qui comportent le récepteur du GLP-1. La sécrétion d'insuline fonctionne et le chercheur allemand conclut que la molécule extraite de la salive du monstre de Gila est un sérieux candidat pour développer un médicament contre le diabète. Deux mois plus tard, Bernard Thorens le confirme à son tour, cette fois sur le récepteur humain.

À New York, John Eng commence à se dire qu'il tient quelque chose. D'autant plus que, comme l'observe Jean-Pierre Raufman, « il y avait non seulement cette similarité avec le GLP-1, mais aussi une différence qui présentait un très grand avantage. Elle aboutissait à protéger la molécule contre l'action de l'enzyme[1] qui attaque le peptide et rendait impraticable son utilisation du point de vue médical ».

Avec l'avantage de cette action prolongée, John Eng se tourne d'abord vers son employeur, l'administration des vétérans, pour prendre un brevet. « On lui a répondu : "Qu'est-ce que cela a à voir avec les vétérans ?", rapporte Andrew Young. Il a bien tenté d'expliquer que certains vétérans ont du diabète, mais cela n'a pas convaincu. Ils l'ont cependant autorisé à prendre un brevet pour lui-même. »

---

1. La DPP-4, voir chapitre 4.

Après une année, la poursuite de la protection d'un brevet coûte cependant très cher aux États-Unis. John Eng se met en quête d'un partenaire industriel susceptible de financer le développement d'un médicament. « Il a fait la tournée des entreprises mais elles n'étaient pas intéressées. Elles voulaient un peptide humain et non une molécule extraite d'un lézard », poursuit Andrew Young. C'est ce qui a amené John Eng, en désespoir de cause, à la conférence de l'Association américaine du diabète de San Francisco.

Une compétition fébrile

C'est là que son poster sur l'exendine-4 a piqué la curiosité d'Andrew Young. Mais celui-ci n'a pas été le seul à le remarquer. Un autre scientifique s'est arrêté pour poser des questions. Il s'agit du biochimiste Richard DiMarchi. Il est alors en train d'achever le développement de la formulation rapide (Humalog) de l'insuline produite par génie génétique par Eli Lilly. Son intérêt pour GLP-1 a déjà été éveillé par sa rencontre avec le chercheur suédois Suad Efendic.

La curiosité de Richard DiMarchi pousse Andrew Young à précipiter les choses. « J'ai pensé qu'il avait dû voir le même potentiel que moi et que nous étions donc dans une course avec Eli Lilly. C'est pourquoi nous avons fait les choses rapidement », explique-t-il.

Ce sentiment d'urgence s'explique cependant aussi par la situation d'Amylin Pharmaceuticals à cette époque. Fondée en 1987 à San Diego, en Californie du Sud, l'entreprise tente depuis des années sans succès de trouver une utilité médicale à l'hormone découverte par le beau-frère d'Andrew Young.

« Si, comme l'insuline, l'amyline vient des cellules bêta du pancréas, son rôle est différent, explique-t-il. Pour simplifier, l'insuline contrôle la manière dont le glucose quitte le sang et l'amyline la manière dont le glucose entre dans le sang après un repas ou depuis le foie. »

L'intuition est bonne. L'amyline est de nouveau envisagée aujourd'hui pour réduire le poids en combinaison avec GLP-1. Mais avoir eu raison trente ans trop tôt n'est pas forcément un avantage. Après avoir reçu le soutien de Ted Greene, le parrain du hub des sciences de la vie de Californie du Sud – qui venait de vendre à Eli Lilly pour un demi-milliard de dollars sa compagnie d'anticorps produits par génie génétique Hybritech –, Amylin Pharmaceuticals se retrouve rapidement à court de cash. « Quand j'ai rejoint l'entreprise depuis l'université d'Auckland en 1989, il restait trois semaines de budget », se souvient Andrew Young.

L'impasse de l'amyline

Lui croit au potentiel de l'amyline. « La beauté de transformer des hormones humaines en médicament, c'est qu'elles sont sûres et efficaces, affirme-t-il. Mais on doit commencer par trouver ce qu'elles font et ensuite à quoi les utiliser. C'est l'opposé de la méthode utilisée habituellement dans le développement pharmaceutique. Au total, nous avons investi trois cents années de travail-homme au début des années 1990 pour comprendre ce que fait cette hormone. » Cela aboutira à beaucoup de fausses pistes.

Pour trouver à quoi sert l'amyline, Andrew Young teste diverses hypothèses comme ses effets potentiels sur la résistance à l'insuline et l'hypertension. « Cela n'a pas marché sauf sur l'hypoglycémie chez les rats », dit-il. Cette découverte conduit à une collaboration salvatrice avec le groupe Glaxo en 1991. Elle permettra de montrer que l'amyline a pour effet de ralentir la vidange gastrique et la prise alimentaire. C'est la raison pour laquelle cette hormone revient aujourd'hui dans l'actualité. Novo Nordisk, Eli Lilly et AstraZeneca testent actuellement des médicaments à base d'amyline légèrement modifiée et en combinaison avec GLP-1 pour l'obésité avec de premiers résultats prometteurs.

On n'en est pas là et, dans le cadre de la collaboration entre Amylin Pharmaceuticals et Glaxo, un problème va rapidement apparaître : l'hormone humaine s'agrège en amas – c'est même une des raisons du diabète de type 2. Impensable de faire un médicament avec cette amyline de première génération. Reste que ces recherches ont fait d'Andrew Young un expert affûté des hormones impliquées dans le diabète et l'obésité quand il arrive devant le poster de John Eng.

Le premier médicament commercial

Aiguillonné par la curiosité de Richard DiMarchi et d'Eli Lilly lors du congrès de l'Association américaine du diabète de 1996, Andrew Young invite immédiatement John Eng à San Diego pour discuter d'une licence sur son brevet. Mais l'urgence ne s'arrête pas là. « Dans le même temps, nous avons commencé à acheter de l'exendine-4 chez le fabricant suisse de peptides Bachem, qui venait de l'ajouter à son catalogue pour fournir la communauté scientifique, explique Andrew Young. Nous avons acheté tout ce que nous avons pu et nous en avons aussi produit dans notre labo de chimie peptidique. Puis nous l'avons testé sur les nombreux modèles que nous avions développés pour l'amyline et d'autres peptides comme GLP-1. »

Les résultats sont d'abord si prometteurs que la biotech américaine décide de déposer son propre brevet quatre semaines seulement après la rencontre avec John Eng. « Ce brevet couvrait un champ d'applications beaucoup plus large que celui de John Eng qui se concentrait sur la sécrétion d'insuline, justifie Andrew Young. Nos propres recherches et d'autres sur GLP-1 avaient déjà montré à cette époque son action sur le sentiment de satiété et d'autres effets sur les reins et même le cœur. Nous avons présenté ces résultats à John Eng et il était sidéré de ce que nous avions accompli en quelques semaines. Nous avons convenu de prendre aussi une licence sur son brevet parce que les deux étaient complémentaires. »

Avec l'aide d'un chimiste, l'équipe d'Andrew Young lance le développement d'un médicament basé sur l'exendine-4. « La première chose à faire était de vérifier si une molécule aussi étrangère à la physiologie humaine n'allait pas déclencher un rejet immunitaire. Il est apparu que l'exendine-4, qui n'a que 39 acides aminés, passait sous le radar du système immunitaire et se fixait parfaitement au récepteur du GLP-1 pour l'activer. Ensuite, nous avons développé 400 molécules avec de petites modifications pour voir si l'une d'entre elles était plus puissante ou plus efficace. Aucune n'était meilleure que l'exendine-4 et, à la fin, nous l'avons choisie à cause de son avantage de durée. Nous pouvions envisager un médicament avec deux injections par jour. »

C'est ce qui va conduire au développement du premier médicament de la classe des agonistes du récepteur du GLP-1, le Byetta, approuvé par l'agence américaine du médicament en 2005. Non sans mal, ni sans quelques rebondissements spectaculaires avec le nouveau partenaire d'Amylin : Eli Lilly.

Eli Lilly entre en scène

Après ses échecs avec Glaxo, Amylin Pharmaceuticals avait été sauvé une nouvelle fois par une collaboration. En 1995, Johnson & Johnson investit dans la start-up pour développer une version modifiée de sa première molécule (un analogue de l'amyline). Mais en 1998, après avoir dépensé 173 millions de dollars pour le développement de ce médicament, baptisé Symlin, destiné à diminuer le glucose chez les diabétiques déjà sous insuline, Johnson & Johnson rompt brutalement la collaboration. L'effectif de la start-up californienne passe brutalement de trois cents à trente-sept personnes.

Du coup, le programme de développement de l'exendine-4 (rebaptisée exénatide), qu'Andrew Young amène à cette époque au stade des premiers essais cliniques, devient la seule planche de salut de l'entreprise. Les résultats étant convaincants, Joseph Cook, le P-DG, les présente à Eli Lilly chez qui il a passé précédemment vingt-huit ans. En septembre 2002, le géant de l'insuline décide d'investir 80 millions de dollars d'avance dans Amylin et prévoit des paiements supplémentaires pouvant atteindre 215 millions de dollars en cas de succès.

Entre Amylin qui a vécu deux divorces avec des grands groupes et une partie des cadres d'Eli Lilly qui ne voient pas l'intérêt de développer une molécule concurrente de l'insuline qui reste une vache à lait, la relation sera compliquée, comme le rapporte un article épique du *Wall Street Journal*[1]. Le mariage sera finalement sauvé, entre autres par les bonnes relations de Joseph Cook avec David Thompson, le vice-président chargé du développement commercial de Lilly. Ils fréquentaient la même église à Indianapolis.

Byetta sera finalement mis sur le marché en 2005 et l'année suivante, Amylin Pharmaceuticals entre dans l'indice des cent premières valeurs du Nasdaq, la Bourse des entreprises technologiques à New York. Mais même cela n'empêchera pas un nouveau divorce amer.

Si le Byetta est efficace pour traiter le diabète de type 2, l'inconfort de ses deux injections quotidiennes suggère à Amylin et Eli Lilly de développer une forme hebdomadaire (Bydureon). Mais Eli Lilly qui, à la fin des années 2000, a pris le pari des analogues de GLP-1 quitte brutalement ce nouveau navire.

Cela amènera la petite biotech de San Diego à attaquer le géant d'Indianapolis en justice en 2011, avant de finalement trouver un accord qui lui rend les droits sur sa molécule dérivée du monstre de Gila. Trop tard. « Amylin a continué seule et a été vendue à Bristol Myers Squibb et finalement à AstraZeneca. Ce n'est plus qu'une coquille vide aujourd'hui », résume Andrew Young en se raclant la gorge.

La molécule trouvée chez le monstre de Gila a montré à l'industrie pharmaceutique qu'un agoniste du récepteur du GLP-1 peut devenir un médicament commercial. Mais à la fin

1. « How Eli Lilly's monster deal faced extinction – but survived », *The wall Street Journal*, 17 avril 2005 (https://www.wsj.com/articles/SB111455716131617636).

des années 2000, l'exendine-4 est dépassée par les premiers analogues de GLP-1 que commencent à commercialiser Novo Nordisk et bientôt Eli Lilly pour traiter le diabète.

Car il n'est pas encore question d'obésité. D'abord parce que, à la fin des années 2000, cette dernière est encore à peine considérée comme une maladie que l'on pourrait soigner. Et aussi parce que les multiples échecs d'autres coupe-faim développés par les entreprises pharmaceutiques ont fini par donner des cauchemars à leurs directeurs.

CHAPITRE 7

Du fiasco des coupe-faim au triomphe des médicaments contre l'obésité

Le développement pharmaceutique des analogues de GLP-1 comme Ozempic suggère rapidement que leur utilité pourrait ne pas se limiter au diabète. Ils sont aussi une aide précieuse pour perdre du poids. Mais dans l'industrie pharmaceutique, le domaine des coupe-faim a jusque-là été un cimetière pour les molécules et parfois, hélas, pour les patients. On ne construit pas facilement un nouveau marché sur un champ de ruines...

« Savez-vous ce que sont les munchies ? » Posée brutalement dans un couloir du Forum Life Sciences CEO à Zurich en mars 2024, la question me désarçonne. Le nom de mon interlocuteur, un Québécois aussi bavard que captivant, figure sur son badge : François Ravenelle, P-DG d'Inversago Pharma. Je bafouille :

« Euh oui, ce sont ces sensations de forte faim après avoir fumé un joint ?

– Exactement. Sur certains de nos neurones, il y a des récepteurs cannabinoïdes, les CB1. Ils modulent certains neurotransmetteurs, d'où leurs effets psychotropes, mais ils stimulent aussi l'appétit. »

Très bien, mais quel rapport avec le futur des médicaments contre l'obésité ? Car c'est le thème de la table ronde dans laquelle François Ravenelle vient de s'exprimer.

« Au début des années 2000, Sanofi a eu l'idée de développer des molécules antagonistes de ces récepteurs CB1 pour créer des coupe-faim efficaces, poursuit-il, avec son fort accent de la Belle Province. Mais ça ne s'est pas bien passé. La molécule ne bloquait pas que la faim, mais aussi en quelque sorte la joie de vivre. »

Des échecs en série

Certains patients devenaient dépressifs et anxieux, et entretenaient des idées suicidaires, explique-t-il, de sorte que le médicament, baptisé Acomplia, a dû être retiré en 2008, deux ans à peine après son lancement. Dans la foulée, Pfizer, Merck et Bristol-Myers Squibb, qui avaient des projets similaires, les ont immédiatement jetés à la poubelle.

Cet échec de Sanofi, pour cuisant qu'il soit, n'a rien d'unique. Il vient s'ajouter à une longue liste de revers, parfois dramatiques, dans les tentatives de l'industrie pharmaceutique de créer des coupe-faim sûrs et efficaces. Certaines des entreprises du secteur y ont laissé leur peau, pour y avoir parfois laissé celle de leurs patients.

Lorsque, à la fin des années 1990, les chercheurs commencent à présenter des données suggérant que les analogues de GLP-1 pourraient traiter l'obésité en plus du diabète, ils se heurtent aux spectres qui hantent le C Level, l'étage des managers de la pharma. Chez Eli Lilly, le fabricant du Zepbound (environ 20 % de perte de poids en essai clinique), Richard DiMarchi a, par exemple, remisé en 2002 un brevet sur l'utilisation de GLP-1 contre l'obésité avant de démissionner parce que son management n'y croyait pas.

Et Dieu créa la femme : l'injonction sociale de la minceur

D'un autre côté, les expériences passées ont montré qu'il existe une demande pour les coupe-faim. Les premières tentatives pour réguler l'appétit de manière pharmacologique remontent même aux années 1930 et à l'utilisation d'un produit chimique (le DNP) venus des usines de munitions de la Première Guerre mondiale. Ce DNP brûlait les calories… mais parfois aussi les patients. Il finira dans la chambre aux horreurs de l'agence américaine du médicament (FDA), mise en place avec le paquet de lois de 1938 qui a établi l'autorité de l'agence pour interdire les poudres de perlimpinpin dangereuses.

Cependant, c'est surtout à partir des années 1950, l'époque des bikinis et de la transformation de la représentation sociale du corps, notamment féminin, que la demande pour des coupe-faim explose. Impossible d'imaginer Brigitte Bardot portant une gaine sur la plage de *Et Dieu créa la femme*, ou Romy Schneider en corset au bord de *La Piscine*... L'heure est à la minceur exhibée.

Coïncidence ou non, c'est à cette période que naît le marché des coupe-faim dans le pays où tout est opportunité de commerce : les États-Unis. Dès cette époque, on subodore que pour agir sur la faim, il faut agir sur le cerveau. Les premiers coupe-faim sont ainsi des amphétamines, massivement produites pendant la Seconde Guerre mondiale, et qui trouvent là un nouveau débouché.

Découvertes à la fin du XIXe siècle, les amphétamines sont, en effet, devenues un produit commercial à partir de 1932, quand un chimiste californien du nom de Gordon Alles dépose un brevet pour utiliser cette molécule pour traiter l'asthme, en raison de son effet bronchodilatateur. La même année, elle devient la Benzédrine, commercialisée par le laboratoire Smith, Kline, & French (devenu GSK aujourd'hui).

Il apparaît toutefois rapidement que ces amphétamines ne se contentent pas de dilater les bronches. Elles augmentent l'endurance et réduisent les sensations de fatigue. Ce serait même grâce à elles que les athlètes américains auraient écrasé ceux de l'Allemagne nazie lors des jeux de Berlin de 1936. De quoi motiver les chimistes du groupe allemand Temmler à développer en 1937 une molécule encore plus puissante, la méthamphétamine.

La pilule de Göring : des amphétamines et des risques

Commercialisée sous le nom de Pervitine, parfois surnommée « pilule de Göring », la méthamphétamine a été administrée massivement aux soldats allemands pendant la Seconde Guerre mondiale. Les Alliés n'étaient pas en reste. La benzédrine faisait partie de l'équipement standard des trousses de pharmacie des pilotes de la Royal Air Force et de l'US Air Force, pour tenir pendant les longues heures de vol.

On estime qu'en 1945 Smith, Kline & French produisait 1 million de comprimés de benzédrine par jour. Mais, en 1962, selon la FDA, cette production avait été multipliée par huit. Certes, entre-temps, les beatniks comme Jack Kerouac et Alan Ginsberg avaient découvert les effets euphorisants des amphétamines. Mais surtout, l'industrie pharmaceutique ne s'était pas privée de vanter leurs effets coupe-faim auprès de la proverbiale ménagère de moins de 50 ans.

Cette massification de l'usage des amphétamines a aussi permis de découvrir leurs effets indésirables, notamment une accoutumance qui pousse à augmenter la dose au fil des ans, mais aussi de graves problèmes médicaux tels que tachycardies, insomnies et dépressions au moment du sevrage. En 1965, la FDA durcit les conditions de prescription. Six ans plus tard, la loi américaine les classe comme des drogues dures, au même titre que la cocaïne ou l'opium.

Avant le Mediator, déjà un scandale Servier

Dans les années 1960, un laboratoire français pense pourtant avoir trouvé la solution. Servier, qui n'avait pas encore à l'époque la sinistre réputation que lui vaudra le scandale du Mediator cinquante ans plus tard, développe un dérivé d'amphétamine. Cette molécule, la fenfluramine, n'a pas l'effet stimulant des amphétamines sur le système nerveux central, au contraire. Par ailleurs, elle induit la libération de sérotonine, que l'on appelle l'hormone du bonheur.

L'effet sur le poids reste cependant modeste et longtemps ce médicament, commercialisé sous le nom de Ponderal en Europe et Pondimin aux États-Unis, vivote. Jusqu'à ce que des chercheurs américains aient l'idée au milieu des années 1980 de l'associer à une autre amphétamine médicale, la phentermine, alors produite par SmithKline Beecham, pour contrebalancer les effets de somnolence de la fenfluramine.

Ce cocktail, baptisé Fen-Phen, est une machine à dollars. Dans les années 1990, les prescriptions décollent, pour atteindre 18 millions de prescriptions aux États-Unis en 1995. Pour continuer à toucher le gros lot en dépit de la fin du brevet sur la fenfluramine, Servier s'associera aux laboratoires Wyeth pour commercialiser un dérivé proche, la dexfenfluramine (nom commercial Redux), à partir de 1996.

Et c'est ainsi que deux coupe-faim vont être à l'origine d'un des plus grands scandales de l'industrie pharmaceutique. Et du plus gros chèque concédé en réparation : à l'issue d'une série de plaintes collectives, le géant pharmaceutique Wyeth a dû s'acquitter d'une facture estimée à quelque 12 milliards de dollars.

Les décès du Fen-Phen

En effet, les deux médicaments s'avèrent extrêmement dangereux, au point d'être retirés du marché en 1997 par la FDA. La Mayo Clinic et d'autres institutions viennent alors de montrer que la prise de Fen-Phen – à cause de la fenfluramine qu'il contient – augmente vertigineusement le risque d'hypertension pulmonaire et de dysfonctionnement de la valve cardiaque.

Andrew Young, qui travaillait à l'époque chez Amylin (voir chapitre 6), me raconte ainsi que la femme d'un de ses amis, qui avait commencé à prendre ce cocktail pour perdre du poids en vue du mariage de sa fille, a été retrouvée morte un matin sur le perron de sa maison. On ne connaît pas exactement le nombre de décès, mais des millions de patients ont été traités avec la molécule et la FDA a relevé des centaines de morts – ce qui signifie qu'ils se comptaient sans doute par milliers.

Servier échappera en partie à la justice américaine en attendant d'être rattrapé par le scandale de son antidiabétique Mediator, en France en 2009 – un autre dérivé de la fenfluramine, largement prescrit, hors autorisation de mise sur le marché, pour perdre du poids, sous l'influence active du laboratoire. Mais la même année, Wyeth exsangue finira absorbée par Pfizer.

Ces scandales et ces échecs – il faudrait y ajouter celui, au milieu des années 1990, du Xenical de Roche qui empêche l'absorption d'une partie des graisses alimentaires au prix d'effets gastro-intestinaux qu'il vaut mieux passer sous silence – ont laissé des souvenirs cuisants. Ils hantent les conseils d'administration des sociétés pharmaceutiques. Et dès lors qu'il est question de coupe-faim, à compter des années 1990-2000, on préfère passer son chemin que raviver l'odeur du soufre.

Évidemment, aujourd'hui tout a changé : avec les milliards qui pleuvent grâce aux molécules minceur à base de GLP-1, tout le monde veut en être. Avec sa société Inversago, François Ravenelle tente ainsi de ressusciter l'approche contre les récepteurs des cannabinoïdes en utilisant des molécules plus volumineuses, incapables de passer du sang au cerveau et se contentant d'agir sur des récepteurs CB1 dans des organes périphériques. Novo Nordisk, le fabricant d'Ozempic, a racheté l'entreprise québécoise pour plus de 1 milliard de dollars en septembre 2023. Impossible de déterminer s'il s'agit d'un rachat « sincère » ou de la volonté de neutraliser dans l'œuf un possible concurrent sur le marché des coupe-faim.

Mais, en 2000, quand les chercheurs ont commencé à évoquer la possibilité d'utiliser les effets de GLP-1 sur l'obésité auprès des dirigeants pharmaceutiques, ils prêchaient dans le désert. D'autant plus que l'obésité commençait à peine à être considérée comme une vraie maladie. Les analogues de GLP-1 vont complètement bouleverser cette perception dans les années qui suivent.

Comment l'obésité est devenue une maladie qu'on peut soigner

Les coupe-faim ayant la réputation d'être des nids à problèmes, lorsque le potentiel de GLP-1 pour contrôler la perte de poids commence à émerger, à la fin des années 1990, les groupes pharmaceutiques ne s'y intéressent que de loin : leur priorité reste le diabète. Tout change quand l'obésité commence à être considérée comme une vraie maladie.

Matthias Tschöp a vu de haut les innombrables échecs de l'industrie pharmaceutique à développer des coupe-faim, avant de les observer de près. Aujourd'hui directeur du Centre Helmholtz de Munich, l'un des principaux centres de recherche médicale en Allemagne, il est une sommité de la science de la prise et de la perte de poids. En 1996, il n'est encore qu'un jeune neuroendocrinologue fraîchement diplômé quand il se rend avec une équipe d'alpinistes à la cabane Margherita, à 4 554 mètres d'altitude, dans le massif du Mont-Rose qui sépare les Alpes suisses des Alpes italiennes.

« À cette époque, j'étudiais la leptine, une hormone découverte deux ans plus tôt par le généticien Jeff Friedman à l'université Rockefeller », commence par m'expliquer Matthias Tschöp dans le restaurant – forcément végan – où il m'a donné rendez-vous à Munich. « On a longtemps cru que les cellules de graisse ne sont que des sacs de calories. Mais la leptine est une hormone libérée par ces cellules pour indiquer au cerveau que vous avez des réserves et que vous n'êtes pas en train de mourir de faim. Si le cerveau ne reçoit pas ce signal, en quelque sorte de réassurance, vous ne pensez qu'à manger. Je me suis dit : "C'est génial, on va pouvoir l'utiliser pour contrôler l'appétit." »

Matthias Tschöp travaille alors avec des alpinistes extrêmes qui préparent l'ascension du Kangchenjunga, l'un des quatorze sommets de plus 8 000 mètres de l'Himalaya. Son projet consiste à comprendre le rôle de la leptine, en haute altitude, où il est courant de perdre tout appétit. « Mais alors que je me préparais pour cette expédition, j'ai reçu une offre de postdoctorat pour travailler sur la leptine dans les labos d'Eli Lilly à Indianapolis. Ils venaient d'en synthétiser une forme solide qui aurait pu être utilisée sous forme de comprimé. Je ne suis finalement jamais allé au Kangchenjunga, mais cela a été la meilleure décision de ma vie puisque c'est comme cela que j'ai rencontré Richard DiMarchi. »

Nous avons déjà croisé dans les chapitres précédents la figure incontournable du biochimiste Richard DiMarchi. C'est lui qui, dans les années 1990, a développé Humalog, la forme expresse de l'insuline recombinante d'Eli Lilly. Lui, aussi, qui avait motivé Andrew Young à précipiter le développement de l'exendine-4 extraite du monstre de Gila pour traiter le diabète.

Depuis sa collaboration avec Suad Efendic, au Karolinska de Stockholm, et les premiers essais cliniques de GLP-1 montrant un effet sur le poids, Richard DiMarchi est obsédé par la piste de l'obésité, à côté celle du diabète. Il étudie différentes hormones, dont la prometteuse leptine. Et il a beau être vice-président chez Lilly, il accorde toute son attention au jeune postdoc Matthias Tschöp lorsque celui-ci rejoint sa division à Indianapolis et lui explique son intérêt pour trouver un médicament contre l'obésité.

Les bases génétiques de la faim

« Pendant mes études de médecine, je voyais tous ces patients atteints à la fois de diabète et d'obésité, explique le chercheur allemand. On ne pouvait les traiter qu'avec l'insuline, ce qui les faisait encore grossir. Parallèlement, nous assistions à une pandémie au ralenti, avec l'explosion des cas de diabète de type 2 et d'obésité. Ma question était : est-il possible de trouver une façon de normaliser le poids pour nous débarrasser à la fois du diabète de type 2 et de l'obésité, avec leurs conséquences délétères sur la santé ? »

Avec son effet coupe-faim, la leptine fait alors figure de candidat idéal. « Pour la première fois, on avait une molécule qui régule le poids avec une véritable base génétique[1]. En plus, cela permettait de déstigmatiser l'obésité. De ne plus dire aux gens, c'est juste un problème de manque de force de caractère. Mangez moins, bougez plus et tout ira mieux, comme les médecins le répètent depuis Hippocrate. »

La suite va s'avérer décevante. Si l'injection de leptine informe le cerveau que vous n'avez pas faim, encore faut-il que le niveau initial de leptine soit bas. Or ce n'est pas le cas pour les individus obèses, qu'il s'agisse de souris ou d'humains. Eux ont au contraire beaucoup de leptine. À la fin des années 1990 on découvrira ainsi que la vaste majorité des obèses sont résistants au signal de satiété de la leptine. La plupart des projets visant à traiter l'obésité avec cette molécule sont donc abandonnés.

Une maladie du cerveau

L'échec de la leptine a au moins eu le mérite d'ouvrir les yeux de Matthias Tschöp, de Richard DiMarchi et d'autres chercheurs. « Après la leptine, Masayasu Kojima et Kenji Kangawa ont découvert en 1999 au Japon un autre

1. Le gène concerné est connu depuis le milieu des années 1990.

peptide, produit par l'estomac, poursuit Matthias Tschöp. Il s'appelle la ghréline et nous avons découvert qu'il a une action contraire à celle de la leptine tout en agissant exactement sur les mêmes neurones dans le cerveau. Les tentatives d'en faire un médicament en bloquant les récepteurs de la ghréline ont échoué. Mais on a commencé à percevoir que ces différentes hormones produisent une réaction coordonnée sur la faim et le poids. Et que fondamentalement, l'obésité est une maladie du cerveau. »

Cette découverte du yin et du yang du contrôle de l'appétit par des hormones qui agissent sur le cerveau va avoir d'énormes conséquences. D'abord, des chercheurs comme le neurogénéticien Stephen O'Rahilly et sa collègue Sadaf Farooqi, à l'université de Cambridge, établissent à la fin des années 1990 les bases génétiques de la circuiterie neuronale qui est activée par ces hormones régulatrices de la faim. Ils identifient les récepteurs concernés sur les neurones de l'hypothalamus et font le lien avec le circuit de la récompense qui, en inondant nos neurones de dopamine, signale à notre cerveau que notre désir de manger (ou autre) est satisfait.

C'est le moment où l'hormone intestinale GLP-1 entre en scène et jette une lumière nouvelle sur la façon dont l'appétit est régulé. En 1995, le chercheur allemand Reinhard Göke parvient à montrer que les récepteurs de GLP-1 décrits par Bernard Thorens et présents dans le pancréas pour stimuler la production d'insuline, sont aussi présents dans le cerveau des rats.

L'année suivante, le chercheur britannique Steve Bloom injecte de l'exendine-4, la molécule issue du monstre de Gila, très proche de GLP-1, directement dans le cerveau de rats et montre qu'elle a pour effet de réduire leur appétit.

En parallèle, Mads Tang-Christensen, un jeune chercheur de l'université de Copenhague, qui deviendra en 2011 le patron de l'obésité chez Novo Nordisk, montre un effet similaire sur la faim et la soif en employant du GLP-1 naturel.

On commence à comprendre comment le cerveau contrôle notre appétit, règle la manière dont nous brûlons nos calories et *in fine* équilibre notre poids. Et on prend conscience du rôle crucial que jouent dans cet équilibre les hormones digestives comme GLP-1, mais aussi la leptine, la ghréline et d'autres.

Un nouveau regard sur l'obésité

Ainsi se fait jour cette idée cruciale, et contraire aux conceptions jusque-là dominantes, que la minceur est moins le produit d'une supériorité morale d'individus sportifs et frugaux que l'expression d'une biologie favorable – et qu'à l'inverse, l'obésité n'est pas le résultat d'un manque coupable de volonté. À la même époque, cette idée est aussi de mieux en mieux étayée par des études plus précises sur l'effet de l'exercice et des régimes de restriction calorique sur la perte de poids.

Responsable du Health and Eating Laboratory de l'université du Minnesota, Traci Mann passe en revue plus de deux mille études scientifiques sur l'effet des régimes au début des années 2000 pour s'apercevoir que la plupart ne suivent leurs sujets que sur trois mois ou moins. Dans seulement une petite vingtaine d'essais, les chercheurs ont pris la peine de prolonger le suivi pendant deux ans ou plus. Et tous montrent que, après une perte de poids plus ou moins marquée à court terme, les sujets finissent par retrouver leur poids initial.

En d'autres termes, les régimes marchent mal. Ceux qui sont très restrictifs sont même à éviter, comme le relèvent des chercheurs helvétiques dans un article de la *Revue médicale suisse* de 2005. « La diminution de l'estime de soi et le sentiment de culpabilité, liés aux échecs répétés des régimes, sont souvent à l'origine du déclenchement ou de l'aggravation des troubles du comportement alimentaire », constatent-ils. Une analyse conduite en 2005 par deux spécialistes de l'université Brown tempère un peu cette vision. Elle constate qu'à moyen terme, les régimes marchent au mieux pour une personne sur cinq.

Parallèlement, si l'exercice est sain pour tout un tas de choses, de la santé cardiaque à celle du métabolisme, son rôle dans la perte de poids n'apparaît pas si clair. La littérature scientifique reste peu concluante à ce sujet. Spécialiste en obésité et en nutrition, et présidente de l'association Eurobesitas, la Dre Dominique Durrer tranche : « L'activité physique n'a jamais fait maigrir qui que ce soit, à part si l'on participe au Tour de France. Mais elle permet de conserver la masse maigre lors de l'amaigrissement et d'éviter une chute massive de la dépense énergétique au repos, qui est un facteur de risque pour la reprise de poids. »

Le seul moyen qui semble efficace pour perdre du poids durablement est de changer radicalement de style de vie, mais c'est très difficile à faire. Mads Tang-Christensen, un neuroscientifique qui a été responsable de l'obésité chez Novo Nordisk, avance une explication à ce sujet : « La seule chose que le cerveau essaie de faire est de maintenir le stockage d'énergie à un niveau qu'il a établi. Si vous parvenez à perdre du poids, de multiples systèmes liés au cerveau vont tout faire pour que vous reveniez à la situation initiale. »

Comme le rappelle Lucie Favre, médecin responsable de la consultation obésité au centre hospitalier universitaire vaudois (CHUV) de Lausanne, en Suisse : « L'obésité est un phénomène complexe produit de multiples facteurs tant psychologiques, que sociologiques et biologiques. » Reste que la découverte des mécanismes hormonaux et du rôle du cerveau dans la prise de poids et la difficulté à le perdre vont largement contribuer à en transformer la vision à partir des années 2000.

Qui dit maladie dit marché

Dès 1997, l'OMS considère ainsi que l'obésité est une maladie chronique complexe, progressive et récidivante. En 1998, les National Institutes of Health aux États-Unis changent eux aussi de paradigme à propos de l'obésité, la définissant comme une maladie (*disease*) plutôt que comme un état de santé (*condition*) résultant d'un certain mode de vie. Il faudra cependant attendre 2013 pour que la très influente American Medical Association se rallie à ces vues.

L'Union européenne quant à elle reconnaît l'obésité comme une maladie en 2004. Mais avec des appréciations très diverses selon les États membres. Si les instances politiques ont officiellement reconnu l'obésité comme une maladie dans des pays comme l'Allemagne et l'Italie, ce n'est pas le cas dans d'autres, comme la France. Dans l'Hexagone, l'obésité n'est ainsi pas considérée comme une affection de longue durée par l'assurance-maladie, à la différence du diabète de types 1 et 2.

C'est que cette reconnaissance par les autorités médicales change aussi toute l'économie du traitement de l'obésité.

Si l'excès pondéral est une maladie, cela signifie qu'il devient envisageable de le traiter avec des médicaments qui pourront – c'est évidemment un point central pour les entreprises pharmaceutiques – être remboursés par les assurances-maladies. Voilà qui justifie des investissements en recherche et développement.

Ce changement de pied radical sur l'obésité va permettre la prise de conscience du fait que la stigmatisation des personnes obèses est particulièrement contre-productive. Mais même cette idée a du mal à s'imposer dans une société où la grossophobie demeure et où la mannequin Kate Moss peut encore affirmer en 2009 : « Rien n'est aussi bon que la sensation de minceur. »

L'industrie pharmaceutique aura cependant besoin de temps avant de prendre la mesure du changement qui s'opère pour voir l'obésité comme une maladie chronique. Le scandale du coupe-faim Fen-Phen à la fin des années 1990, puis l'échec cuisant des antagonistes des récepteurs des cannabinoïdes quelques années plus tard, sont dans tous les esprits. Et la perspective de développer des molécules qui interagissent avec la circuiterie du cerveau s'accompagne évidemment d'un appel à la plus grande prudence.

Au royaume du Danemark : Novo Nordisk aux avant-postes

La lumière viendra de l'entreprise danoise Novo Nordisk qui disposait d'un atout clé par rapport à son principal concurrent, l'Américain Eli Lilly. À l'université de Copenhague, Jens Holst, le chercheur et potentiel prix Nobel qui a codécouvert la forme active de GLP-1 puis l'a testée contre le diabète chez l'homme, n'a pas de managers pour le dissuader de mener ses recherches sur l'effet de GLP-1 sur le poids. Très tôt, il a cherché à comprendre l'effet de cette molécule sur l'appétit.

« Contrairement à Steve Bloom, qui avait injecté du GLP-1 directement dans le cerveau pour couper l'appétit de rats, nous nous sommes concentrés sur l'administration périphérique de GLP-1 », explique-t-il dans son bureau de Copenhague. En 1996, son équipe recrute ainsi vingt personnes, les branche à des poches de perfusion puis leur sert un repas.

Résultats : ceux qui ont reçu des perfusions de GLP-1 ont consommé 12 % de calories en moins que ceux qui n'ont reçu que du sérum physiologique. « Nous avons pu démontrer ainsi pour la première fois l'inhibition de l'appétit et de la prise alimentaire chez l'homme dans notre article du *Journal of Clinical Investigation* dès 1998 », souligne Jens Holst.

Cette découverte de l'effet de GLP-1 sur l'appétit chez l'humain aura une énorme influence sur le développement de cette classe de médicaments pour s'attaquer enfin à la maladie qu'est l'obésité. C'est elle qui va triompher des réticences des compagnies pharmaceutiques.

Devant son assiette végane, Matthias Tschöp le résume ainsi : « C'est très difficile de synthétiser des agents chimiques qui n'interagissent qu'avec des cibles clés dans le cerveau sans causer d'effets secondaires. Parce que vous risquez aussi d'interagir avec d'autres récepteurs situés ailleurs dans le cerveau. Pour éviter ces effets secondaires indésirables, vous devez cibler des récepteurs uniquement présents sur certaines cellules. Mais la nature a mis en place une série d'hormones peptidiques qui trouvent toutes seules leur chemin vers les bons neurones. C'est ce qui les rend à la fois sûres et efficaces. »

En 2014, le liraglutide (nom commercial : Saxenda) de Novo Nordisk devient le premier médicament approuvé pour traiter l'obésité, après l'avoir été en 2009 contre le diabète (sous le nom de Victoza). La malédiction des traitements anti-obésité est levée et l'entreprise danoise a pris les devants par rapport à son éternelle concurrente, l'américaine Eli Lilly.

Le scepticisme prématuré de Lilly

Pour le comprendre, revenons un instant aux États-Unis dans les années 1990, à l'époque où les médicaments contre l'obésité ont une réputation sulfureuse. Inspiré par sa collaboration avec Suad Efendic, expert en diabétologie de l'Institut Karolinska, le biochimiste Richard DiMarchi, alors en poste chez Eli Lilly, décide de s'intéresser à l'obésité. À la fin de l'année 1996, il dépose même toute une série de brevets sur GLP-1 et d'autres hormones peptidiques pour traiter des patients diabétiques et obèses.

Là, il se heurte à un mur. « Lilly n'était pas intéressée », raconte aujourd'hui celui qui fut pourtant vice-président du géant pharmaceutique américain. « Dans la foulée, on allait constater l'échec de la leptine puis de la ghréline et l'affaire du Fen-Phen servait de mise en garde. On me disait aussi que les gens ne voudraient jamais d'une piqûre pour perdre du poids. »

Le groupe américain décide à la même époque de parier sur l'exendine-4 du monstre de Gila, mais uniquement contre le diabète. Richard DiMarchi, lui, ne croit pas beaucoup à cette molécule issue d'un reptile. Chez Lilly, il participe au lancement d'un programme parallèle pour développer une formulation de GLP-1 qui débouchera sur la commercialisation en 2014 du Trulicity, le premier analogue de GLP-1 contre le diabète.

Mais Richard DiMarchi est alors fermement engagé sur la piste de l'obésité, tandis qu'Eli Lilly ne veut pas encore aller plus loin que le diabète. Au point qu'en 2003, ses brevets déposés sept ans plus tôt pour utiliser GLP-1 et d'autres peptides pour traiter l'obésité chez les patients diabétiques sont abandonnés par la société...

Cette année-là, Richard DiMarchi quitte l'entreprise pour monter son propre laboratoire de recherche – et différentes start-up – à l'université d'Indiana. Sa collaboration avec l'endocrinologue Matthias Tschöp a ouvert d'autres pistes, dont son employeur ne voulait pas non plus entendre parler à l'époque et qu'il veut désormais exploiter.

Des cibles multiples pour mieux mincir

« Les études infructueuses sur la leptine et la ghréline, et sur une douzaine d'autres hormones que nous avions testées, avaient montré qu'un seul signal vers les voies de signalisation du cerveau ne suffisait probablement pas, explique Matthias Tschöp. L'évolution a mis en place tellement de voies différentes pour maintenir les équilibres du corps à partir du cerveau qu'en bloquer ou en promouvoir un seul avec une hormone n'est pas nécessairement suffisant. »

C'est ce qui va conduire Tschöp et DiMarchi à développer des polyagonistes, c'est-à-dire des molécules qui ciblent simultanément plusieurs récepteurs d'hormones digestives (GLP-1, mais aussi GIP et Glucagon), en tirant profit de leur similarité de structure. Eli Lilly reprendra cette idée dix ans plus tard pour ses médicaments stars Mounjaro et Zepbound, qui ciblent à la fois le récepteur du GLP-1 et celui de l'hormone GIP découverte en 1971 à Stockholm.

Cette idée de cibler plusieurs voies de signalisation à la fois continue de faire florès de nos jours. Les recherches portent aujourd'hui sur différents cocktails associant des polyagonistes de GLP-1 à d'autres hormones (amyline, oxyntomoduline, peptide YY, etc.) produites dans les voies digestives après l'ingestion de nourriture.

Ces futures générations de médicaments anti-obésité, dits polyagonistes, seront-ils meilleurs que les analogues de GLP-1 actuels qui révolutionnent déjà le traitement de l'obésité ? Nous allons y venir parce que cette question est déterminante dans la compétition – avec pour enjeu une pluie de milliards – entre les deux entreprises qui ont levé l'une après l'autre tous les obstacles aux analogues de GLP-1 : Novo Nordisk et Eli Lilly.

Mais on peut déjà dire que mono- ou polyagonistes, ces médicaments ont tous un point commun : ils capitalisent sur l'axe intestin-cerveau et sur sa capacité à réguler étroitement à la fois le métabolisme et les comportements alimentaires. Nous sommes loin de l'époque où l'on attendait de la tête qu'elle pilote le ventre, mais où l'on n'imaginait pas que l'inverse fût possible. Et pourtant, à bien des égards, c'est ce qui fait que ces médicaments sont si efficaces pour traiter la maladie chronique qu'est l'obésité et, au-delà, les conséquences catastrophiques du surpoids sur la santé.

CHAPITRE 8

La saga Ozempic : comment Novo Nordisk a franchi la vallée de la Mort

À une heure trente de Copenhague, sur l'île danoise de Seeland, la petite cité médiévale de Kalundborg vit un deuxième âge d'or. Non loin de son église à cinq tours trône un autre symbole : l'usine en pleine extension de Novo Nordisk, le fleuron danois de l'industrie pharmaceutique, qui engrange des milliards grâce à ses médicaments vedettes. Pourtant, Ozempic a failli ne jamais exister : en effet, de la paillasse à la pharmacie, il y a cette fameuse vallée de la Mort où échouent la plupart des médicaments candidats…

Martin Damm a un problème que beaucoup de maires rêveraient d'avoir : il ne sait plus quoi faire de ses rentrées fiscales. Dans son bureau de l'hôtel de ville de Kalundborg, petite ville portuaire danoise, l'édile s'épanche. « Nous avons diminué les impôts municipaux six fois au cours des dix dernières années. Notre niveau d'endettement est le plus faible de la région. Il nous est difficile d'investir plus car il y a un plafond légal au Danemark. Et nous l'avons atteint. »

Comment le miracle Ozempic transforme la petite ville danoise de Kalundborg

Les raisons de la bonne santé insolente de cette bourgade de 17 000 âmes fondée en 1167 par un croisé danois se résument en un mot : Novo Nordisk. Le géant pharmaceutique danois est le pionnier mondial des analogues de GLP-1, ces médicaments qui sont en train de révolutionner la prise en charge du diabète et de l'obésité. Et c'est là, en face du bureau de Martin Damm, qu'est fabriqué pour le monde entier le principe actif des deux blockbusters de Novo que sont l'Ozempic et le Wegovy, invraisemblable corne d'abondance qui rapporte des milliards au laboratoire.

Quand on lui demande des détails, Martin Damm, pourtant ancien officier de marine, a du mal à conserver son flegme nordique. « En 2022, Kalundborg a enregistré une croissance économique de 26,88 % quand celle du Danemark était de 2,7 %. Quant aux recettes de l'impôt sur les sociétés pour la municipalité, elles sont passées de 20 millions à 200 millions de couronnes par an [soit de 2,7 à 27 millions d'euros], commence-t-il par expliquer. L'impôt est perçu par l'État du Danemark et n'est reversé aux communes qu'après trois ans, donc je m'attends à au moins 300 millions de couronnes [40 millions d'euros] de recettes en 2026. »

Les chiffres à l'origine de cette bonne fortune sont encore plus vertigineux. L'Ozempic (contre le diabète) et le Wegovy (contre l'obésité) ont reçu leur autorisation de mise sur le marché respectivement en 2017 et en 2021. Depuis, les ventes semblent vouloir s'envoler jusqu'au ciel. Grâce à elles, le bénéfice brut de Novo Nordisk a augmenté de 36 % en 2023 pour atteindre plus de 28 milliards de dollars. Les impôts sur ces profits vont donc continuer de gonfler le budget de Kalundborg pendant des années.

Certes, les brevets qui protègent ces médicaments expirent entre 2026 et 2032. Mais il faudra des investissements majeurs à d'éventuels nouveaux entrants avant de parvenir à concurrencer l'usine de production danoise. Le miracle de Kalundborg est là pour durer.

Une fourmilière à 8 milliards

Car la manne fiscale exceptionnelle n'est qu'un des aspects du dynamisme de la petite ville. En faisant le tour de l'usine géante de Novo Nordisk avec Søren Stensgaard, l'un des responsables de l'industrie à la mairie, je découvre une fourmilière de grues, de pelleteuses mécaniques et de containers assemblés pour héberger les 4 500 employés de la première phase du chantier, laquelle s'achève avec deux ans d'avance. Mille employés de plus seront recrutés pour la phase suivante.

Le Wegovy n'est encore vendu que dans une dizaine de pays, et l'Ozempic dans quatre-vingts. Pour faire face à l'extension de ce marché, alors que les pénuries se font déjà sentir, Novo Nordisk investit l'équivalent de 8 milliards d'euros sur cinq ans afin d'augmenter les capacités de production de son site de Kalundborg.

« Le premier site industriel s'étendait sur 1,1 million de mètres carrés », m'avait expliqué Martin Damm. « Il comprenait à la fois la production biotechnologique par Novo Nordisk de la moitié de l'insuline consommée dans le monde et celle des enzymes de Novozymes (désormais Novonesis), après sa scission d'avec sa maison mère en 2000 », précise Søren Stensgaard en montrant les deux usines côte à côte. « Pour ses nouveaux projets d'extension de production liés à GLP-1, Novo Nordisk a acquis 200 000 mètres carrés de plus et encore 400 000 pour le futur », ajoute le maire.

La croissance du site industriel s'accompagne d'une myriade d'autres projets de développement : une gare ferroviaire a été créée, accompagnée d'un parking géant, de même que deux antennes universitaires – pour l'université de Copenhague et la Danmarks Tekniske Universitet, l'école polytechnique danoise. L'afflux de deniers privés a aussi permis de réaliser l'extension de l'autoroute, attendue depuis trente ans. Et ce n'est que le début.

Des infrastructures comme s'il en pleuvait

Kalundborg a en effet initié il y a cinquante ans l'un des projets d'écologie industrielle les plus avancés du monde : Symbiosis. Au Helix Lab, un incubateur qui accueille start-up et projets académiques en lien avec cette économie circulaire, Lisbeth Randers, la secrétaire générale de Symbiosis, montre un schéma en réseau reliant les usines de Novo à seize autres sites industriels. « Ici, les résidus ou les déchets des uns sont les ressources des autres, explique-t-elle. Par exemple, la vapeur produite par la centrale électrique à charbon, reconvertie à la biomasse et à la capture de CO_2, sert au chauffage des bioréacteurs de Novo, et les boues de Novo sont recyclées sous forme d'engrais. Ainsi, nous diminuons l'impact environnemental, tout en faisant des économies. »

Ce projet, qui s'est enrichi au fil des ans de diverses industries, a abouti à la constitution d'un réseau public exceptionnel. « Il sera capable de fournir en eau, en électricité, en froid, etc., l'équivalent des besoins d'une population de 3 millions de personnes quand il aura achevé son extension actuelle, financée à hauteur de 3 milliards d'euros », expose Martin Damm. Cette infrastructure critique pour les besoins de Novo Nordisk attire à Kalundborg d'autres entreprises, comme le groupe pharmaceutique allemand Boehringer Ingelheim (qui lui aussi développe des analogues de GLP-1 et espère se faire une place sur le marché de la minceur médicalisée). « Cela va nous permettre d'atteindre notre objectif de réduction de 70 % des émissions de CO_2 dès 2027 », glisse le maire, affilié au parti Venstre, la droite libérale.

M'éloignant du site industriel, je parcours le centre-ville historique de Kalundborg, dominé par l'étonnante cathédrale aux cinq clochers de briques édifiée au XIIe siècle. La prospérité issue de l'explosion mondiale des ventes de l'Ozempic semble avoir ouvert un âge d'or pour la cité. Dans une agence immobilière, j'apprends que le prix des maisons a bondi de 20 % en un an et que partout s'ouvrent de nouveaux chantiers – la mairie évoque 1 250 logements en construction.

Dans les commerces, comme la microbrasserie Skøl qui vient d'ouvrir, on se frotte les mains. L'usine aura besoin de 5 500 ouvriers et techniciens au pic des chantiers. Ils sont logés à l'année dans les logements de vacances du territoire. Et 1 200 personnes sont aussi embauchées définitivement pour faire tourner le complexe. Novo Nordisk représente un emploi sur quatre dans la commune. Martin Damm estime que chacun d'entre eux génère trois emplois indirects dans la région.

En fin de compte, seule la dame qui me vend un hot-dog dans un petit kiosque trouve à se plaindre de la situation : depuis peu, les abords de la ville connaissent des embouteillages réguliers.

La fondation Novo Nordisk : la ténacité des visionnaires

Le secret de ce triomphe industriel est le résultat de la longue histoire scientifique que nous avons parcourue et de l'entêtement des chercheurs de Novo Nordisk que nous allons découvrir. Mais il est aussi peut-être à mettre au crédit de la philosophie singulière de Novo Nordisk.

Contrairement à beaucoup d'autres sociétés du secteur, le fleuron de l'industrie pharmaceutique danoise, fondé il y a un siècle par un prix Nobel, sa femme diabétique et quelques chimistes rebelles, n'est pas à la merci d'un milliardaire plus ou moins excentrique ou d'actionnaires obsédés par le court terme. Son destin est entre les mains de la Novo Nordisk Foundation qui détient 70 % des droits de vote de l'entreprise. L'ensemble de ses actifs a été évalué fin 2023 à près de 150 milliards de dollars, ce qui fait d'elle la fondation privée la plus riche au monde.

Je mets ici les voiles vers la capitale danoise pour en savoir plus. Au nord de Copenhague, j'arrive dans une luxueuse marina pour rencontrer le président de la Novo Nordisk Foundation. Cela tombe bien parce que, avant de régner sur l'immeuble de verre ultramoderne de la fondation, Mads Krogsgaard Thomsen a été le directeur scientifique de Novo Nordisk. Et cela à un moment clé : quand l'entreprise développait ses premiers analogues de GLP-1, le liraglutide (Victoza pour le diabète et Saxenda pour l'obésité) et le sémaglutide (Ozempic et Wegovy).

« Ce qui se conçoit bien s'énonce clairement », écrivait Boileau. À cette aune, Mads Krogsgaard Thomsen se révèle être un vulgarisateur hors pair. Dans son bureau de verre de l'immeuble de la fondation, il donne aussi cette impression d'aisance et de charisme probablement nécessaire pour naviguer dans les étages supérieurs d'une multinationale et imposer des projets.

Car avec GLP-1, rien n'est allé de soi. Sans le flair et la sueur de quelques scientifiques convaincus et le soutien de Mads Krogsgaard Thomsen qui dirigeait la recherche de l'entreprise pendant ces années pionnières, il est clair que jamais le liraglutide, le premier analogue de GLP-1 de Novo Nordisk, n'aurait franchi la vallée de la Mort, comme on surnomme le fossé qui sépare une molécule prometteuse d'un médicament homologué.

Des chercheurs d'exception, des choix audacieux

« J'ai commencé en mai 1993 en tant que chef de l'oncologie dans la division soin du diabète, raconte Mads Krogsgaard Thomsen. Le premier jour, j'ai fait la connaissance de Lotte

Knudsen, une jeune chimiste. Elle m'a montré le *preprint* (manuscrit final avant parution) d'un article qui, disait-elle, allait sortir rapidement. L'étude montrait qu'en utilisant une pompe à insuline pour injecter du GLP-1 en continu chez des patients diabétiques leur niveau de glucose était complètement normalisé. »

Cet article scientifique, nous l'avons déjà rencontré. C'est celui qui rapportait les résultats de l'essai clinique mené par Michael Nauck dans les montagnes du Hartz, en Allemagne, avec les GLP-1 naturels extraits par Jens Holst à l'université de Copenhague. Toutefois, nous n'avons pas encore rencontré la chimiste Lotte Bjerre Knudsen.

Mads Tang Christensen, un autre Mads, l'a côtoyée longtemps, notamment en tant que patron de l'obésité chez Novo. Une chercheuse exceptionnelle, dit-il, à la fois par son flair et par sa ténacité. Il est clair qu'au sein de l'entreprise, Lotte Knudsen a été le moteur du développement des analogues de GLP-1.

Quand elle rencontre son nouveau patron, Mads Krogsgaard Thomsen, en 1993, Lotte Knudsen n'a que 30 ans et peu de titres à faire valoir. Elle a obtenu son diplôme de chimie de la Danmarks Tekniske Universitet en 1989, mais elle n'a pas de doctorat. Elle a commencé sa carrière chez Novo en développant des enzymes destinées à améliorer l'efficacité de détergents avant de rejoindre, après la fusion avec Nordisk en 1989, un petit groupe ayant pour mission d'élargir la palette de traitements de l'entreprise pour traiter le diabète de type 2. C'est là qu'elle découvre GLP-1, les travaux pionniers de Jens Holst et l'article rendant compte des essais cliniques, qu'elle montre à son nouveau patron.

« Le potentiel apparaissait déjà immense, poursuit Mads Krogsgaard Thomsen. J'ai lu le *preprint* et j'étais très excité.

Le président m'avait donné pour mission de créer un pipeline de nouveaux médicaments. À cette époque, l'entreprise c'était : l'insuline, l'insuline, l'insuline. Mais nous rattrapions tout juste Eli Lilly qui avait développé en premier l'insuline recombinante. Lotte m'a dit qu'il fallait que je rencontre Jens Holst. C'est la première personne que j'ai reçue dans mon bureau. »

Jens Holst, le chercheur mélomane de l'université de Copenhague, est l'un des grands codécouvreurs de GLP-1, aujourd'hui pressenti pour le Nobel. Il n'en était pas à sa première collaboration avec Novo Nordisk quand il a rencontré Mads Krogsgaard Thomsen. Dès les années 1970, Novo avait mis ses instruments de mesure au service de sa quête de l'hormone incrétine – l'insaisissable hormone digestive capable de susciter la production d'insuline. À l'époque, la quête avait tourné court quand il était apparu qu'une autre hormone candidate (GIP) ne produisait finalement pas l'insuline.

Avec GLP-1 toutefois, les choses sont différentes. « Les essais cliniques montraient que la molécule diminuait le niveau de glucose dans le sang, mais sans jamais descendre trop bas – et donc sans risque d'hypoglycémie. C'était comme une hormone intelligente, qui ne semblait agir qu'en présence d'un trop haut niveau de glucose », s'émerveille encore aujourd'hui Mads Krogsgaard Thomsen.

Le défi de la durée de vie

Mais il reste toujours l'obstacle majeur de la courte durée de vie de la molécule : GLP-1 ne subsiste guère plus de quelques minutes dans le sang. « L'hormone avait cette durée de vie très courte et nous ne savions pas encore pourquoi », se souvient Jens Holst. Difficile, dans ces conditions, de l'utiliser pour réguler la glycémie. Si Novo Nordisk voulait franchir la vallée de la Mort et développer un médicament sur la base de l'hormone GLP-1, il allait falloir trouver un moyen de stabiliser la molécule dans l'organisme.

Pour s'attaquer au problème, Mads Krogsgaard Thomsen confie à Lotte Knudsen la direction d'un programme de développement pharmaceutique. L'université de Copenhague n'ayant pas de brevet sur GLP-1, Novo Nordisk prend une licence sur celui de Joel Habener et du Massachusetts General Hospital, et entame une collaboration éphémère avec Pfizer. Une autre licence est prise sur le brevet du récepteur du GLP-1 cloné par Bernard Thorens à Lausanne. Le transfert technologique de la science vers la commercialisation commence.

Mads Krogsgaard Thomsen engage aussi Jens Holst comme consultant – il l'est toujours aujourd'hui, à l'âge de 76 ans. Il lui donne accès aux technologies de mesures de l'entreprise et surtout délègue dans son labo Carolyn Deacon, chercheuse en endocrinologie et épouse d'un jeune pharmacologue qu'il vient de recruter au Royaume-Uni. Comme nous l'avons évoqué au chapitre 4, c'est elle qui va aider Jens Holst à découvrir la raison de cette durée de vie éphémère de GLP-1 : il s'agit de cette enzyme présente un peu partout dans l'organisme, le DPP-4, qui dégrade rapidement la précieuse hormone produite par les cellules de l'intestin. Nous sommes à la fin des années 1990.

Ces résultats vont relancer de façon inattendue la carrière de médicaments qui existent déjà, les inhibiteurs de DPP-4, développés par Merck et Novartis dans d'autres indications. En bloquant l'enzyme DPP-4, ils permettent de prolonger la durée de vie du GLP-1 produit par l'intestin et d'ainsi mieux réguler la glycémie. Cette voie aboutira à leur repositionnement contre le diabète au milieu des années 2000 (voir *supra*).

Mais en cette fin des années 1990, il existe évidemment une autre stratégie, plus directe, mais plus incertaine et de longue haleine : fabriquer un GLP-1 directement injectable, ce qui nécessite de modifier la molécule naturelle pour lui permettre de résister à l'enzyme. C'est la voie des analogues de GLP-1, ouverte par Lotte Knudsen, et qui fait appel aux ressources de la biologie moléculaire.

L'Eurêka des acides gras

Dans son bureau lumineux, Mads Krogsgaard Thomsen se saisit d'une maquette posée dans sa bibliothèque. Elle représente la structure moléculaire du liraglutide, le principe actif du Victoza, le premier analogue de GLP-1 commercialisé par Novo Nordisk contre le diabète (en 2009) et du Saxenda, son homologue contre l'obésité (en 2014). « Ce que vous voyez en bleu clair, c'est le GLP-1, explique-t-il. Et la forme en bleu marine qui la couvre pour la protéger, c'est l'acide gras. »

Un acide gras pour maigrir ? À l'époque où Lotte Knudsen planche sur GLP-1, des chimistes de Novo Nordisk comme Peter Kurtzhals et Jan Markussen travaillent, eux, à prolonger la durée de vie de l'insuline. Inspirés par les travaux de chercheurs japonais, ils ont l'idée d'ajouter à leur molécule un acide gras, qui lui-même tend à se lier à l'albumine, une protéine présente dans le sang et qui a notamment pour fonction de transporter les hormones. Or la durée de vie de l'albumine est de l'ordre de trois semaines. Les deux chimistes constatent que l'ajout d'un acide gras se liant à l'albumine permet effectivement de prolonger la durée de vie de l'insuline.

L'équipe de Lotte Knudsen tient sa solution pour stabiliser GLP-1 : il faut modifier la molécule pour y incorporer un acide gras qui va protéger GLP-1 de l'attaque des enzymes et qui, en montant sur le dos de l'albumine, va bénéficier de sa longue durée de vie. Plus facile à dire qu'à faire.

« Dans la séquence de GLP-1, vous avez un acide aminé (les briques qui composent hormones et protéines), la lysine, qui a la particularité de pouvoir s'attacher à un acide gras, explique Mads Krogsgaard Thomsen. La difficulté, c'est qu'il y a 2 lysines dans la séquence : une à la position 34 et une autre à la position 26. Si des acides gras se lient aux 2, votre molécule devient trop grasse. La première chose à faire a été de remplacer une de ces 2 lysines par un acide aminé naturel et très proche, l'arginine, qui ne se lie pas aux acides gras. C'est un des secrets. Le deuxième secret est que l'enzyme DPP-4 qui coupe GLP-1 le fait entre le 8e et le 9e acide aminé. Pour protéger cette zone, il fallait que l'acide gras s'attache au plus près, soit à la position 26 où la lysine a été conservée, afin que l'albumine cache ce site aux enzymes. »

Cette reconstruction moléculaire n'est pas sans conséquence économique. Remplacer une lysine par une arginine peut se faire en modifiant la séquence génétique codante. Une fois ce patron génétique obtenu, il est introduit dans des levures pour produire en masse la molécule de GLP-1 ainsi stabilisée. Le processus est bien maîtrisé et très bon marché. Mais pour que la molécule soit vraiment stable, il faut aussi renforcer la liaison entre la lysine et l'acide gras, ce qui nécessite d'ajouter une molécule de liaison (*linker*). Cette opération chimique augmente les coûts de production par rapport à une simple culture en bioréacteur.

Tensions internes

D'autres défis, de nature humaine ceux-là, se présentent à l'équipe dirigée par Lotte Knudsen. « Son équipe pour le GLP-1 n'avait pas de très bonnes relations avec celle de l'insuline qui avait découvert l'approche avec les acides gras », confie Mads Krogsgaard Thomsen. Occupés par le développement de leur insuline à longue durée d'action (qui deviendra le Levemir, approuvé en 2005), ils n'ont pas le temps de développer l'acide gras et sa molécule de liaison pour GLP-1.

« Nous avons eu une réunion assez tendue avec la direction de l'entreprise et ils ont dit : “Vous avez douze mois”, se souvient Mads Krogsgaard Thomsen. Je suis allé voir mon collègue qui dirigeait la R&D pour les maladies du système nerveux central et je lui ai dit que j'avais besoin de deux chimistes[1]. Il n'a pas aimé mais j'étais devenu son boss et il a accepté. Dix mois plus tard, nous avions le liraglutide et nous l'avons breveté. »

On est en 1997 et, avant que ces recherches soient rendues publiques, Lotte Knudsen rédige un rapport interne. Il marque le début du tournant vers l'obésité de Novo Nordisk, qui s'en était jusque-là tenu au seul diabète. On est à l'époque où l'obésité commence à être considérée comme une maladie à part entière, même si cela ne fait pas encore l'unanimité.

1. Ce seront Per Olaf Huusfeldt et Per Franklin Nielsen.

Lotte Knudsen est elle-même sensibilisée aux effets de GLP-1 sur la perte de poids après que des expériences conduites dans l'institut de recherche fondamentale de l'entreprise ont montré que des rats atteints de cancer perdaient du poids à cause d'une surproduction de GLP-1. Grâce à sa relation avec Jens Holst, elle est aussi parfaitement au courant des effets de GLP-1 sur le poids, avant même la publication clé de 1998 (voir chapitre 6).

« Nous ne sommes pas une entreprise cosmétique »

Reste que changer la représentation que se fait de l'obésité le management de Novo Nordisk demeure une gageure, car c'est aussi l'époque où éclate le scandale du Fen-Phen (voir chapitre 6), ce coupe-faim cousin du Mediator. « Tant le P-DG que le responsable santé pensaient que l'obésité est une maladie du style de vie. Les gens devaient juste apprendre à contrôler leur appétit. Pour eux, le diabète de type 2 était beaucoup plus grave », explique Mads Krogsgaard Thomsen.

En juin 1996, le manager avait tenté de les convaincre une première fois en leur montrant un rapport sur l'épidémie d'obésité aux États-Unis rédigé pour le président Clinton par Ronald Kahn, le directeur de la recherche du Joslin Diabetes Center à Boston. « Cela montrait clairement comment l'explosion de cas d'obésité aboutissait environ deux ans plus tard à celle de diabète de type 2. Ils m'ont répondu : "Nous ne sommes pas une entreprise de produits cosmétiques." »

Grâce au travail de conviction de Lotte Knudsen, de Mads Krogsgaard Thomsen et de Jens Holst, le management finira par accepter que soient menées des recherches pour transposer GLP-1 à l'obésité. « À condition que tout soit entrepris pour que cela soit sous forme de comprimés. Ils ne croyaient pas au potentiel d'un médicament pour la perte de poids sous forme d'injection », précise Philip Larsen, un médecin de formation qui avait rejoint l'équipe de Lotte Knudsen à cette époque après avoir étudié l'expression de GLP-1 dans le cerveau.

« Nous sommes entrés dans l'obésité d'abord avec Boehringer Ingelheim, poursuit Mads Krogsgaard Thomsen. Ils ont mis cinquante chimistes et nous cinquante spécialistes de l'obésité. Mais en février 1997, quand nous avons découvert le liraglutide, ils ont voulu le mettre dans le partenariat, ce qui n'était pas possible. La coopération s'est arrêtée au bout de trois ans, mais elle a permis d'établir les bases biologiques de l'obésité. »

L'intérêt avorté de Boehringer Ingelheim pour le liraglutide a probablement renforcé le sentiment du management de Novo Nordisk qu'il tenait quelque chose. Mais les doutes subsistent. D'abord, avec le lancement des insulines longue durée, l'entreprise manque des capacités pour produire en masse l'analogue du GLP-1, dont les essais cliniques démarrent en 1999. Il lui faudra se tourner vers UCB en Belgique pour trouver des bioréacteurs capables de produire son GLP-1 modifié pour des essais cliniques.

Des mésaventures et une victoire d'étape, à l'arraché

Pour couronner le tout, les premiers essais cliniques commencent mal. « Nous ignorions à quel point c'était puissant et nous avons commencé à doser les patients avec 1 mg, puis 1,3 mg, 1,8 mg etc. Mais les gens vomissaient. En 2000, j'ai dû rencontrer des investisseurs qui n'aimaient pas cela du tout. Kare Schultz, le directeur financier, a même dit que nous devrions arrêter le projet », relate Mads Krogsgaard Thomsen.

« Je suis allé voir Anne Steiger, la responsable du développement clinique, poursuit-il. Je lui ai dit : "Nous n'avons pas d'argent, nous n'avons pas de capacité de production mais nous devons faire une étude rapide avec vingt patients", parce que c'était tout ce dont nous disposions comme liraglutide. Il s'agissait de montrer que le liraglutide faisait mieux que les sulfonylurées (des antidiabétiques oraux), qui stimulent l'insuline mais font prendre du poids et posent un risque d'hypoglycémie. Neuf mois plus tard, nous avons montré au management les résultats qui nous donnaient raison. Plus personne ne riait. »

L'équipe de Lotte Knudsen n'est pourtant pas au bout de ses peines. « En 2004, nous avons découvert l'apparition de cancers de la thyroïde chez des souris et des rats après vingt-six semaines de liraglutide, reprend Mads Krogsgaard Thomsen. Là, tout le monde devient très nerveux et les agences du médicament, nous disent : "Comment pouvez-vous prouver que ce ne sera pas le cas chez l'humain ?" »

Les chercheurs de Novo vont alors tester d'autres modèles animaux, le lapin puis les primates non humains, pour constater qu'aucun cas de cancer ne se déclenche. Ils introduisent aussi un amendement au protocole d'un essai clinique précoce au Japon afin de suivre un biomarqueur du cancer de la thyroïde – sans constater de changement chez les patients traités au liraglutide.

Fort de ces nouvelles données animales, des résultats de l'essai clinique japonais, ainsi que d'une recherche montrant que les récepteurs du GLP-1 ne sont pas fonctionnels dans la thyroïde humaine comme c'est le cas chez les rongeurs, l'équipe de Novo Nordisk parvient à convaincre les agences du médicament de donner leur feu vert pour entrer dans la dernière étape, celle des essais de phase 3. Lesquels montrent une claire supériorité du liraglutide sur les antidiabétiques oraux disponibles à l'époque.

Cela aboutira à l'autorisation du Victoza en 2009 en Europe, mais pas encore aux États-Unis. En avril 2009, le vote du comité de la Food and Drug Administration (FDA) est partagé, à six contre six. L'agence exige plus de données sur les cancers de la thyroïde. Une étude montrant la supériorité du liraglutide sur le premier GLP-1 du marché, le Byetta dérivé du venin du monstre de Gila, finira par emporter le morceau en janvier 2010. « Le Byetta avait le même effet [cancérogène] chez les rongeurs, mais pas chez les humains. Et il était commercialisé depuis cinq ans », précise Mads Krogsgaard Thomsen.

Avec Victoza, Novo Nordisk tient son premier blockbuster GLP-1 contre le diabète de type 2. Il fait maigrir de l'ordre de 8 % de perte de poids, mais n'est pas encore destiné aux patients souffrant d'obésité. Il faudra encore quatre ans pour établir auprès de la FDA la preuve de l'efficacité du liraglutide dans cette indication. Il sera commercialisé sous le nom de Saxenda à partir de 2014. C'est une première mondiale : jusque-là, les tout nouveaux analogues de GLP-1 étaient réservés au diabète. La perte de poids promise, 8 % en moyenne, est modeste, mais c'est un premier pas vers un marché infini, celui de la minceur.

Les analogues de GLP-1 viennent enfin de mettre un pied dans le domaine de l'obésité. Dans le même temps, le développement du successeur du liraglutide, le sémaglutide, sur lequel Novo fonde de grands espoirs, est déjà en route. Le chemin semble tout tracé pour la tornade Ozempic. Mais comme toujours dans ce milieu hostile qu'est la recherche biomédicale, il a fallu surmonter bien des obstacles pour éviter que le frêle esquif ne finisse échoué dans le sable.

Synthèse chimique contre biotechnologies : un arbitrage difficile

À Copenhague, au siège de la fondation Novo Nordisk qu'il préside aujourd'hui, Mads Krogsgaard Thomsen, qui était à l'époque directeur scientifique de l'entreprise, relate ces débuts sous pression. « Nous avions échoué sur un projet de traitement du diabète de type 2 avec de petites molécules chimiques. Mon conseil d'administration m'a dit : “Vous devriez licencier vos chimistes parce que vous réussissez avec les produits biologiques, mais pas avec les molécules chimiques.” »

Voilà qui mérite un mot d'explication. Il est d'usage de distinguer, dans le monde pharmaceutique, entre deux grandes technologies.

• Les « petites molécules », produites par synthèse chimique, constituent le gros des médicaments découverts et vendus au XXe siècle, du paracétamol à la fluoxetine (Prozac) en passant par la metformine.

• Les biomédicaments sont arrivés plus tardivement, à partir des années 1980. Beaucoup plus massifs et complexes, ils sont surtout produits par génie biologique, *via* des micro-organismes modifiés et mis en cuve.

Le liraglutide et le sémaglutide de Novo Nordisk, tout comme l'hormone GLP-1 dont ils sont dérivés, sont quant à eux des peptides, c'est-à-dire des petites protéines. Il s'agit d'une catégorie en quelque sorte intermédiaire : ce sont des biomédicaments, mais leur taille réduite leur permet d'être produits par génie biologique ou par synthèse chimique, ou en combinant les deux.

Novo Nordisk est un pionnier des biotechnologies. Au tournant des années 2000, l'essentiel de ses revenus provient de la vente de médicaments biologiques, comme l'insuline contre le diabète et des facteurs de coagulation contre l'hémophilie. Avant, bien sûr, que les analogues de GLP-1 n'emportent tout sur leur passage précisément parce que les biologistes de Novo vont s'appuyer sur leurs collègues chimistes.

« À la demande du conseil d'administration, je me suis rendu dans notre centre de recherche en Suède où se trouvaient cent vingt de nos chimistes, poursuit Mads Krogsgaard Thomsen. Je devais en licencier la moitié. C'étaient des amis, j'en avais perdu le sommeil la nuit d'avant. Et puis je me suis souvenu qu'en 1996, ce qui avait sauvé le liraglutide, c'était justement d'avoir fait confiance aux chimistes. »

Plus stable et plus efficace

Au lieu de licencier, le directeur scientifique de Novo crée en 2002 une nouvelle entité baptisée « ingénierie des protéines », bientôt composée d'une cinquantaine de chimistes et entièrement dédiée à l'amélioration chimique des protéines produites dans l'organisme, comme GLP-1. Sa direction est confiée au chimiste Jesper Lau et cette intuition se révélera salvatrice.

Au terme de plusieurs années de recherches, Jesper Lau et son bras droit Thomas Kruse réussissent un exploit : développer un analogue de GLP-1 assez stable pour ne nécessiter qu'une injection par semaine – alors que le GLP-1 naturel est dégradé en quelques dizaines de minutes et que le liraglutide nécessite une injection par jour. Pour des patients traités sur une base chronique, la différence est énorme.

Dans leur article, publié en 2015, Kruse et Lau expliqueront que leur prouesse a été double : non seulement la stabilité de la molécule a été améliorée, mais son affinité pour le récepteur GLP-1 a été accrue, ce qui permet d'espérer une efficacité supérieure à son prédécesseur. Nous sommes à la fin des années 2000 : le sémaglutide, le principe actif des futurs Ozempic et Wégovy, est né.

La posologie qui change tout

Mais l'industrie pharmaceutique est un monde cruel où les vents mauvais sont légion. Comme avec le liraglutide dix ans plus tôt, les essais cliniques du sémaglutide commencent mal. « Comme en 1999, nous avions sous-estimé la puissance, relate Mads Krogsgaard Thomsen. Les gens vomissaient et le management a dit : “Pourquoi ne pas faire un liraglutide qui dure simplement plus longtemps.” Quand on lit le rapport annuel de 2010, on peut voir qu’officiellement le développement du sémaglutide été interrompu. »

Convaincu du potentiel de la molécule, Mads Krogsgaard Thomsen est sous pression. Il décide de lancer malgré tout un petit essai clinique en Allemagne avec pour objectif de voir comment le sémaglutide se comporte en interaction avec la pilule contraceptive, en modifiant le schéma de doses. « Nous avons commencé à doser, non pas à 0,8 mg comme avant, mais en commençant à 0,25 mg pour monter à 1 mg. »

Cette simple modification de posologie va sauver *in extremis* le sémaglutide des oubliettes auxquelles il était promis. « D’un coup, nous n’avions plus d’effets secondaires, raconte-t-il. Surtout, nous constations une perte de poids de plus de 15 %, soit le double du liraglutide ! »

Du diabète à l’obésité

« Les résultats de ces essais ont changé la donne », relate Mads Tang-Christensen qui, lui, dirigeait la recherche sur l’obésité de Novo Nordisk à cette époque. « Nous avions des études où la question posée à des patients obèses était de savoir ce qu’ils considéreraient comme un succès en termes de perte de poids. Ils répondaient que ce serait de 15 à 16 %. Ils étaient donc déçus par les 8 % du liraglutide, mais le semaglutide était exactement à la hauteur de leurs attentes. »

Approuvé aux États-Unis en octobre 2017 et en Europe en février 2018 pour le diabète de type 2, le sémaglutide, commercialisé sous le nom d'Ozempic, va rapidement devenir un traitement de référence. « Parce que fondamentalement, c'est presque un remède pour le diabète de type 2, même si vous devez le prendre à vie », affirme Philip Larsen qui travaille sur GLP-1 depuis trente ans.

Mais à cette époque, chez Novo Nordisk, tout le monde a déjà en tête l'indication d'après : l'obésité. « Tout simplement parce que là le marché est dingue, et même pratiquement sans limite si vous incluez la demande pour la minceur sans obésité », poursuit Philip Larsen, aujourd'hui patron de SixPeaksBio, une start-up de Bâle qui en 2024 a levé 110 millions de dollars pour développer ses propres hormones amincissantes. « En 2016, rien qu'aux États-Unis, le marché pour des produits amaigrissants était de 25 milliards de dollars – alors que la plupart de ces produits n'ont aucune preuve d'efficacité médicale. »

Coup de tonnerre à Berlin : un concurrent sort du bois

Seul dans son créneau de la perte de poids, Novo Nordisk a pu croire un temps que son avance sur les analogues de GLP-1 serait pratiquement impossible à rattraper. Mais, en 2018, le géant américain Eli Lilly sort du bois. C'est la stupeur chez les Danois.

À la conférence annuelle de l'Association européenne de la recherche sur le diabète à Berlin en 2018 sont dévoilés les premiers résultats d'essais cliniques du tirzépatide, le futur Mounjaro/Zepbound d'Eli Lilly. Cette fois, la perte de poids moyenne atteint 22,5 % ! « Les cadres de Novo Nordisk étaient de plus en plus livides au fur à mesure de l'exposé d'Eli Lilly », relate Philip Larsen. À la Bourse de Copenhague, l'entreprise perd jusqu'à 20 milliards de couronnes danoises (environ 2,7 milliards d'euros).

Il faudra encore trois ans pour terminer les essais cliniques qui confirment l'efficacité du sémaglutide chez les patients obèses, avec la fameuse perte de poids moyenne évaluée à 15 % – pour fixer les idées, cela permet à une personne de 100 kilos de descendre à un poids de 85 kilos. Le Wegovy, la déclinaison de l'Ozempic contre l'obésité, est approuvé par l'agence américaine du médicament (FDA) en 2021. Le Mounjaro de son concurrent Eli Lilly sera quant à lui homologué un an plus tard et Zepbound, sa version pour l'obésité en novembre 2023.

Mais les frayeurs du géant danois vont faire long feu. Aujourd'hui, la demande est telle que les analogues du GLP-1 font face à des pénuries régulières. En Bourse, l'action de Novo Nordisk a été multiplié par cinq depuis le fameux congrès de Berlin…

Un cardiologue en croisade

Qui plus est, le parcours du sémaglutide (Ozempic/Wegovy) est loin de s'arrêter là. Peu à peu va émerger l'idée que la molécule est efficace contre tout un spectre d'indications au-delà du diabète et de l'obésité : le rêve de toute société pharmaceutique qui se respecte. À l'origine de cette découverte, il y a « une autre histoire dingue », selon les mots de Mads Krogsgaard Thomsen. « Et on n'a pas fini d'en mesurer les conséquences », promet-il.

Revenons en 2001, quand Steve Nissen, un cardiologue respecté de la Cleveland Clinic, dans l'Ohio, se donne pour mission d'enquêter sur les effets cardio-vasculaires néfastes de certains médicaments. Il commence par démontrer que l'anti-inflammatoire Vioxx de Merck provoque des infarctus, ce qui aboutit au retrait du médicament en 2004. Puis, Steve Nissen s'attaque aux nouveaux antidiabétiques, le Pargluva de Bristol-Myers Squibb et l'Avandia de GlaxoSmithKline, pour aboutir à des résultats semblables.

La FDA en tire les leçons. En 2008, elle durcit ses règles concernant les effets cardio-vasculaires des antidiabétiques. Novo Nordisk est la première entreprise à se trouver confrontée à ces nouvelles règles drastiques alors qu'elle achève les essais de son premier analogue de GLP-1, le liraglutide. Mais c'est une heureuse surprise. Ces essais cliniques, sur plus de 6 000 patients, montrent que loin de favoriser les accidents cardio-vasculaires, le liraglutide, semble avoir un effet protecteur.

C'est cette contrainte de la FDA qui va inciter Novo à étudier de nouvelles indications possibles pour le sémaglutide, son 2e analogue de GLP-1. Au siège de la fondation Novo Nordisk, Mads Krogsgaard Thomsen s'anime en relatant l'anecdote. « Avec le liraglutide, nous avions constaté tellement d'effets positifs au-delà de la normalisation du glucose que cela nous a donné confiance pour les étudier dans le cas du sémaglutide d'Ozempic et de Wegovy. »

Les essais cliniques sur le sémaglutide, baptisés SELECT, porteront au total sur 17 500 patients, ce qui est énorme.

Ils montrent une diminution de 20 % du risque d'accidents cardiaques graves chez des patients obèses ou diabétiques ayant des antécédents de maladies cardio-vasculaires. Un autre essai, FLOW, montre quant à lui une réduction de 24 % des insuffisances rénales.

Outre l'évident bénéfice de la perte de poids sur la santé en général, les analogues de GLP-1 pourraient donc s'avérer utiles pour traiter certaines affections du foie, la maladie d'Alzheimer et même les addictions. Novo aurait-il mis la main sur une panacée ? Les essais cliniques sont encore en cours mais cette question, sur laquelle nous reviendrons en détail au chapitre 11, met en émoi aussi bien les investisseurs que les chercheurs.

Un marché sans fin ?

Pour l'heure, en tout cas, l'Ozempic/Wegovy a toutes les allures du blockbuster ultime. Régulièrement, « la banque centrale danoise doit intervenir sur les marchés de change pour empêcher l'appréciation de la couronne », comme me l'explique Jens Nærvig Pedersen, chef analyste à la Danske Bank. « Pour maintenir la parité avec l'euro, cela la force aussi à baisser les taux d'intérêt. Sans Novo Nordisk, le Danemark aurait sans doute été en récession en 2023, mais la croissance a finalement été de 1,8 % et elle accélère cette année. »

Difficile de savoir, bien sûr, jusqu'où ira l'engouement incroyable pour l'Ozempic/Wegovy. Si la piste des nouvelles indications est prometteuse, les effets à très long terme des analogues du GLP-1 sont encore à évaluer. Autre casse-tête : le remboursement de ces traitements, facturés entre 200 et

1 000 euros par mois selon les pays, et qui pourraient bien devoir être suivis à vie, à l'instar des médicaments contrôlant la pression artérielle ou le cholestérol.

Mais cela n'empêche pas toute l'industrie pharmaceutique de courir désormais derrière Novo Nordisk et son premier concurrent direct Eli Lilly, en quête d'une part du gâteau. « Le marché est tellement vaste qu'il y aura de la place pour tout le monde », assure Philip Larsen.

Raison de plus pour courir vite.

CHAPITRE 9

Eli Lilly revient dans la course contre l'obésité

Dans la course aux médicaments anti-obésité, le laboratoire danois Novo Nordisk fait figure de grand pionnier. Mais Eli Lilly a opéré dans les années 2010 un formidable retour, au point de disposer aujourd'hui, avec le Zepbound, du médicament le plus efficace dans cette indication. C'est l'histoire d'un Poulidor qui, à force de pédaler, finit par gagner le tour. En étant parti en queue de peloton.

Au chapitre précédent, nous avons vu comment les cadres du laboratoire danois Novo Nordisk, qui croyaient avoir pris une avance impossible à rattraper dans leurs recherches sur les analogues de GLP-1, ont senti la foudre leur tomber sur la tête à Berlin en 2018. C'est là en effet, lors de la conférence annuelle de l'Association européenne de la recherche sur le diabète (EASD), que le laboratoire américain a dévoilé les premiers résultats de sa propre molécule, le tirzepatide, le futur Mounjaro/Zepbound.

Certes, il ne s'agissait encore que de traiter le diabète de type 2, mais cette nouvelle molécule montrait, dans des essais cliniques de phase 2, un immense potentiel pour la perte de poids : moins 15 % en six mois et demi. Autant qu'Ozempic en moitié moins de temps. Dans la salle de conférences du parc des expositions de Berlin, chacun devinait qu'avec une durée d'administration plus longue, comme celle expérimentée lors des essais de phase 3 alors en cours, ce tirzepatide pourrait devenir l'amincissant le plus efficace du marché (ce sera 22,5 %).

Quatre fois Novartis ou Roche

Avant même que les ventes des médicaments basés sur le tirzepatide, comme le Mounjaro pour le diabète et le Zepbound pour l'obésité ne se concrétisent, les investisseurs ont porté Eli Lilly aux nues. Septième entreprise pharmaceutique mondiale avec une valorisation de 120 milliards de dollars en 2018, l'entreprise fondée en 1876 à Indianapolis par le colonel nordiste Eli Lilly est désormais, après une hausse de 700 % en six ans, la première de son secteur. Et aussi la dixième capitalisation boursière toutes catégories confondues proches des stars de Wall Street comme Google, Meta et autres Nvidia.

À plus de 850 milliards de dollars, Lilly se classe encore derrière ces géants du numérique comme Microsoft ou Apple. Mais elle vaut déjà quatre fois plus que ses concurrents pharmaceutiques Novartis ou Roche et le double du groupe pétrolier ExxonMobile. À l'été 2024, elle est loin devant la plus grande banque du monde (Bank of America,

320 milliards), le géant de l'alimentation (Nestlé, 270 milliards) ou le numéro un mondial de l'automobile (Toyota, 277 milliards).

Comment Lilly en est arrivé là ? C'était loin d'être gagné au départ.

La très redoutée « année X »

Dans les années 1990, l'intérêt du géant américain pour les analogues du GLP-1 qui commencent à sortir des laboratoires pour être testés cliniquement est loin d'être aussi vivace que celui de Novo Nordisk. « L'insuline pour traiter le diabète n'était plus un produit aussi important pour Lilly que ça avait pu être le cas historiquement », résume le biochimiste Richard DiMarchi, qui dirigeait la recherche sur cette maladie chez Lilly à cette époque.

Ce qui préoccupe la direction du groupe dans ces années-là, c'est surtout l'expiration de ses droits exclusifs sur le Prozac en 2003. Depuis son lancement en 1988, les ventes du premier antidépresseur ISRS représentent 21 milliards de dollars cumulés, soit le tiers du chiffre d'affaires de l'entreprise sur cette période. Mais la justice a donné raison au fabricant de génériques Barr Laboratories, engagé dans un procès contre Eli Lilly, pour invalider le brevet sur le Prozac deux ans plus tôt que prévu en août 2001.

Si l'entreprise dispose bien sûr d'autres molécules dans son portefeuille, comme l'antipsychotique Zyprexa approuvé en 1996, la fin du brevet du Prozac paraît si cruciale au management qu'elle est désignée en interne par un nom de code : l'année X.

Bien sûr, Eli Lilly se prépare à remplacer cette vache à lait. En 2000, l'entreprise augmente son budget de recherche et développement de 13 % pour le porter à 2 milliards de dollars (9 milliards en 2023). L'investissement en R&D représente 20 % de son chiffre d'affaires, soit nettement plus que la moyenne (13 %) de l'industrie à l'époque. Toutefois, les efforts d'Eli Lilly portent essentiellement sur la recherche de médicaments pour le cerveau. L'entreprise investit massivement pour trouver un remède à la maladie d'Alzheimer. En 1995, elle est même allée jusqu'à racheter la maison d'Alois Alzheimer en Allemagne dans le seul but d'affirmer cette priorité symbolique… Sans résultat probant, jusqu'à très récemment.

L'impression de sortir de prison

Ce pivot stratégique se ressent sur les autres indications. Le diabète n'intéresse plus autant Eli Lilly et l'obésité pas encore. Richard DiMarchi en est témoin. Après avoir développé Humalog, l'insuline rapide d'Eli Lilly, il s'est pris de passion pour les analogues du GLP-1 et leurs applications pour la perte de poids dans le cadre de sa collaboration avec le chercheur suédois Suad Efendic.

« Je n'étais pas allé chez Eli Lilly pour traiter le diabète ou l'obésité, mais à cause de la puissance de la chimie qui permet de faire des choses qui n'existent pas dans la nature », m'explique Richard DiMarchi, dans un hôtel de Copenhague alors qu'il doit prononcer un discours le lendemain lors de la conférence Metabolism Day. C'est le principe même des analogues, très proches de la séquence naturelle mais avec des petites modifications chimiques destinées à améliorer les qualités thérapeutiques d'une molécule.

« Avec l'insuline Humalog (produite à partir de micro-organismes modifiés), nous avions démontré ce pouvoir en modifiant légèrement le peptide humain naturel. En remplaçant un acide aminé par un autre, on introduit dans ces "analogues" des fonctions chimiques qui n'existent pas dans la nature. Cela améliore des propriétés pharmacologiques comme leur efficacité, leur durée de vie, leur distribution dans le corps, etc. »

Avec Suad Efendic, Richard DiMarchi dépose au nom d'Eli Lilly des brevets en octobre 1997, puis en juin 2001, sur l'utilisation de tels analogues du GLP-1 avec clairement pour objectif de traiter l'obésité. Las, « Eli Lilly n'était pas intéressée », selon lui. Alors qu'il a été nommé à la tête du pôle des biotechnologies du groupe en 2000, Richard DiMarchi quittera l'entreprise en 2003 pour devenir professeur de biochimie à l'université d'Indiana. « J'ai eu l'impression de sortir de prison », me confie-t-il. Il lancera dans la foulée pas moins de six start-up.

Reste qu'à ce moment-là Eli Lilly a bel et bien commencé à s'intéresser à GLP-1, sinon dans l'optique de traiter l'obésité mais au moins le diabète. C'est l'époque de sa collaboration avec Amylin Pharmaceuticals, qui aboutit en 2005 au lancement de Byetta, le tout premier analogue de GLP-1 jamais approuvé, issu de la salive du monstre de Gila (voir chapitre 6). Eli Lilly en avait accéléré le développement, signe de sa volonté de prendre ce marché.

Plus besoin du monstre de Gila

Richard DiMarchi, lui, ne croyait pas à ce produit. « Parce que la molécule trouvée chez un reptile, comme le monstre de Gila, est trop éloignée du GLP-1 qui est produit naturellement par les cellules L de la membrane intestinale humaine. Il y a toujours un risque quand on introduit chez l'homme quelque chose qui vient d'une autre espèce », résume-t-il. De plus, le Byetta a une durée de vie réduite, ce qui oblige les patients diabétiques à se l'injecter deux fois par jour. Quant à l'effet sur la perte de poids, il reste minime.

« L'idée de Lilly avait toujours été de développer une formulation longue durée », précise cependant Michael Trautmann, un collaborateur de Richard DiMarchi qui était en charge des recherches scientifiques autour de GLP-1 à Eli Lilly dans les années 1990-2000. C'est ce qui va conduire au développement du Bydureon, la version à durée de vie allongée de Byetta, qui ne demande plus qu'une injection par semaine. Mais aussi au divorce entre Eli Lilly et Amylin, en 2011.

« Le Bydureon était un produit efficace mais complexe, se souvient Andrew Young, l'ancien chef scientifique d'Amylin. La première version demandait vingt-neuf étapes de préparation pour le patient. » La troisième version (Bydureon-Bcise qui sera finalement lancée en 2017 par AstraZeneca) résoudra ces problèmes. Mais à cette date, Eli Lilly commercialise déjà depuis trois ans son propre analogue humain de GLP-1 : le dulaglutide. L'entreprise n'a plus besoin du monstre de Gila.

Les incertitudes dans le développement de ce dulaglutide concurrent du Byetta expliquent pourquoi Lilly avait poursuivi dans un premier temps sa collaboration avec Amylin, gardant deux fers au feu le temps d'être sûr de parvenir à son objectif. Il faut dire aussi qu'au tournant des années 2000, lorsque le projet du dulaglutide démarre, les scientifiques d'Eli Lilly butent d'abord sur le même problème que Lotte Knudsen chez Novo Nordisk : comment augmenter la durée de vie du GLP-1 dans le sang ? À l'état naturel, il est dégradé par une enzyme présente un peu partout dans l'organisme et est éliminé par les reins en quelques minutes.

La voie des anticorps

Arrivé dans l'équipe de Richard DiMarchi chez Lilly en 1993, Michael Trautmann connaît bien ce problème. Le chercheur allemand a commencé à s'intéresser à GLP-1 dès 1987 lors de son internat de médecine à l'université de Marbourg où travaillent alors deux autres pionniers du domaine, les frères Burkhard et Rudiger Göke (voir chapitre 1).

Chez Eli Lilly, Michael Trautmann commence aussi à s'intéresser à l'obésité en suivant la piste d'une autre hormone, associée au sentiment de satiété, la leptine (voir chapitre 7). « Lilly n'était pas intéressée par un médicament qui fasse juste perdre quelques kilos comme c'était le cas avec les premiers analogues de GLP-1 à durée de vie courte. L'entreprise voulait un véritable remède contre l'obésité », explique-t-il. Preuve de cet intérêt, elle recrute à la fin des années 1990 un spécialiste de l'obésité, Jose Caro, pour succéder à Richard DiMarchi.

Reste qu'en matière d'obésité, la leptine s'avérera décevante, de même que d'autres hormones testées par Eli Lilly à l'époque. Et GLP-1 ? L'entreprise n'exploitera pas les brevets déposés par Richard DiMarchi au début des années 2000, ce qui suggère qu'elle ne croit pas alors au potentiel de cette hormone. Michael Trautmann précise : « GLP-1 n'était alors qu'un programme secondaire. Lilly s'y intéressait pour le diabète, mais pas pour l'obésité. »

Malgré cela, Michael Trautmann avait continué de suivre à la marge la piste de GLP-1 dans les années 1990, au travers de collaborations avec divers groupes académiques. À la fin de la décennie, il se voit ainsi confier le développement de premiers analogues de GLP-1 pour traiter le diabète. « Le plus prometteur échouera chez l'homme dans un essai de phase 2 au début des années 2000 », précise-t-il. Un échec qui précipite l'accord alors hâtivement tissé entre Eli Lilly et Amylin.

Le plan B des Allemands de Lilly

« Mais nous avions un plan B », révèle Michael Trautmann. En 1998, le médecin allemand a vu son équipe renforcée par l'arrivée d'un jeune compatriote, le biochimiste Wolfgang Glaesner. Celui-ci vient d'achever un postdoctorat à l'Institut Friedrich-Miescher à Bâle. Il va trouver le moyen de prolonger l'action du GLP-1.

Comme l'avait fait Roche dans ses propres tentatives avortées, Wolfgang Glaesner modifie un acide aminé de la molécule de GLP-1, de façon à ce qu'elle n'attire plus l'enzyme responsable de sa dégradation. Et comme l'a fait Novo Nordisk, il se sert de l'albumine présente dans le sang pour prolonger la durée de vie de GLP-1 dans l'organisme. Produite à foison dans le sang, l'albumine possède une demi-vie record de trois semaines.

Wolfgang Glaesner ne se sert pas d'un acide gras pour attacher GLP-1 à l'albumine, comme l'a fait Novo Nordisk. Il fusionne l'hormone à une molécule complexe, un anticorps, qui a lui-même une durée de vie prolongée et se lie à l'albumine. Déjà essayée en cancérologie, en particulier par Amgen, cette stratégie n'avait encore jamais été testée pour attacher un peptide à un anticorps protecteur. « Nous avions essayé diverses stratégies de prolongation et les protéines de fusion qui attachent une molécule à un anticorps ont donné les meilleurs résultats », me précise Wolfgang Glaesner dans un échange d'e-mails.

Ce dulaglutide est encore au stade préclinique à l'époque où Eli Lilly signe avec Amylin. Il se montrera très efficace pour traiter le diabète de type 2 lors des essais cliniques. Comme il nécessite une injection hebdomadaire et non plus quotidienne, comme le Bydureon développé en parallèle avec Amylin, Lilly s'empresse de laisser tomber ce dernier programme.

Le dulaglutide est baptisé Trulicity après son approbation par les agences du médicament en 2014. Avec son injection seulement une fois par semaine, il prend rapidement des parts de marché au liraglutide à injection quotidienne de Novo. Jusqu'à l'approbation de la version hebdomadaire du GLP-1 de l'entreprise danoise, Ozempic, fin 2017.

Vers une nouvelle stratégie : les hormones « Rubik's Cube »

Reste que le dulaglutide se révèle quasiment inefficace pour la perte de poids. La conjugaison de l'hormone avec un anticorps et non un acide gras a abouti à créer une molécule dix fois plus grosse que celle de Novo Nordisk. Elle reste ainsi bloquée par la barrière physiologique qui sépare le sang du cerveau. Son effet sur les neurones qui contrôlent l'appétit reste négligeable et son effet sur la perte de poids nettement moindre que celui du Saxenda, le premier médicament anti-obésité de Novo Nordisk, approuvé en 2014.

Chez Lilly, ce constat ne plaide donc pas pour faire de GLP-1 un médicament contre l'obésité. Pour cela, il faudra une nouvelle stratégie : celle des polyagonistes qui ciblent d'autres récepteurs que ceux de la seule hormone GLP-1. Pour rendre encore plus efficaces les médicaments qui ciblent les récepteurs de l'hormone GLP-1, on cherche à les modifier afin de les rendre capables d'activer divers mécanismes agissant sur le poids. On entre dans l'ère des polyagonistes, les Rubik's Cube de la minceur.

C'est elle qui va aboutir au tirzepatide, le recordman de la perte de poids aujourd'hui. Mais c'est aussi une stratégie largement débattue par les scientifiques.

À ce moment de l'histoire des médicaments GLP-1, nous allons retrouver certains des mêmes protagonistes, ces quelques chercheurs d'élite vers qui tout converge, parce qu'ils ont les compétences, la reconnaissance et la conviction chevillée au corps que leurs recherches mèneront quelque part. C'est le cas ici, avec l'un des duos de scientifiques emblématiques du domaine

Nous les avons déjà croisés. D'un côté, Richard DiMarchi, 72 ans, biochimiste de génie qui a fait une bonne partie de sa carrière chez l'Américain Eli Lilly avant d'en claquer la porte en 2003 pour monter son laboratoire de recherche à l'université d'Indiana. Son domaine de prédilection : l'optimisation des macromolécules dans le champ du diabète et de l'obésité.

De l'autre, Matthias Tschöp, 57 ans, médecin et chercheur en endocrinologie. Aujourd'hui directeur du Centre Helmholtz de Munich, l'un des principaux centres de recherche médicale en Allemagne, il est considéré comme une sommité mondiale sur l'obésité, ses mécanismes et ses traitements. Mais lorsqu'il rencontre Richard DiMarchi à la fin des années 1990, à l'occasion d'un postdoctorat chez Eli Lilly, il est plutôt le disciple que le maître.

Au début de la décennie 2000, DiMarchi et Tschöp ont tous deux quitté Lilly, trop focalisée sur le diabète et pas assez sur l'obésité à leur goût. Ils ont désormais les coudées franches pour développer leurs propres recherches dans leurs institutions respectives et leur expérience pharmacologique leur a permis de tester quantité de molécules dérivées des hormones digestives. Ces travaux leur ont donné une conviction : il faut cibler large.

Faire d'une pierre deux coups : vers des médicaments multifonctions

Cibler large, c'est-à-dire ? « Les études infructueuses sur la leptine et la ghréline, et sur une douzaine d'autres hormones que nous avions testées nous avaient montré qu'un seul signal vers les voies de signalisation du cerveau ne suffisait probablement pas », m'explique Matthias Tschöp dans le restaurant végan de Munich où nous le rencontrons. « L'évolution a mis en place tellement de voies différentes pour maintenir les équilibres du corps à partir du cerveau qu'en bloquer ou en promouvoir un seul avec une hormone n'est pas nécessairement suffisant. »

Ainsi naît l'idée de concevoir une molécule qui cible les mêmes récepteurs cellulaires que l'hormone GLP-1 (dans le pancréas, le cerveau, etc.) mais aussi les récepteurs d'autres hormones digestives qui ont la particularité d'être structurellement proches. Pour le dire en jargon : non pas un simple agoniste des récepteurs de GLP-1, comme c'est le cas par exemple du fameux Ozempic, mais un polyagoniste, qui cible GLP-1 et d'autres récepteurs.

« Nous avons pensé qu'en associant plusieurs de ces hormones dans une seule molécule, il serait possible de cibler d'un coup diverses voies de signalisation vers les centres qui contrôlent l'appétit afin d'obtenir un effet plus important pour la perte de poids », développe le médecin-chercheur allemand.

Pourquoi créer une molécule polyagoniste plutôt qu'une combinaison de molécules ? Essentiellement pour des raisons pratiques : le parcours réglementaire pour homologuer n'importe quel médicament est un enfer. Or développer une combinaison nécessite de montrer au minimum l'innocuité de chaque molécule séparément. À l'arrivée, la complexité et le coût de production sont aussi accrus. Avoir une seule molécule capable de cibler divers mécanismes biologiques en même temps, un peu comme un couteau suisse, est bien plus efficace économiquement.

Au début des années 2000, c'était cependant plus facile à dire qu'à faire. Matthias Tschöp, qui a quitté les États-Unis pour Berlin, tente sans succès de développer les premiers polyagonistes. « J'avais besoin du talent de Richard DiMarchi qui est un des meilleurs biochimistes du monde, explique-t-il. Alors je suis reparti aux États-Unis à l'université de Cincinnati en 2003 pour reprendre une collaboration avec lui. Elle n'a pas cessé depuis vingt ans. »

Les deux chercheurs vont commencer par s'intéresser au glucagon. Cette hormone a l'avantage d'avoir une séquence (de 29 acides aminés) qui partage beaucoup de points communs avec celle (de 37 acides aminés) de l'hormone GLP-1. Leur projet est de combiner les deux séquences pour que la même molécule soit capable d'activer à la fois le récepteur du glucagon – qui brûle les réserves mais augmente le sucre dans le sang – et celui de GLP-1 – qui diminue le sucre dans le sang, entre autres bienfaits.

« Notre projet était complètement contre-intuitif, admet Richard DiMarchi. À cette époque, toute l'industrie cherchait à bloquer l'effet d'élévation du glucose dans le sang du glucagon. Mais nous savions que cette hormone joue aussi un rôle sur l'appétit et la thermogenèse, autrement dit la manière dont nous brûlons les calories pour maintenir notre température. Nous voulions associer dans une seule molécule cet effet avec celui du GLP-1 qui diminue l'appétit ET contrebalance l'élévation du glucose. Mais trouver l'équilibre entre ces différents effets est très difficile. C'est un peu comme aligner les couleurs d'un Rubik's Cube. »

Premier exploit

Après avoir essayé des centaines de combinaisons, Richard DiMarchi et Matthias Tschöp parviennent à aligner les deux voies de signalisation du glucagon et de GLP-1 dans une molécule efficace en 2006. « Nous l'avons injecté à des souris qui, ayant subi cinq mois de régime McDo, pesaient

55 grammes au lieu de 25. Elles ont alors perdu du poids de manière très significative et c'est devenu le premier polyagoniste publié par *Nature Chemical Biology* en 2009 », relate Matthias Tschöp.

Cette invention aboutira à la naissance de la start-up Marcadia rachetée en 2011 par Roche puis revendue en 2014, quand le géant suisse met fin à ses recherches sur les maladies du cœur et du métabolisme. Ces recherches – ainsi que Richard DiMarchi, recruté à l'occasion – passeront finalement en 2015 chez Novo Nordisk, qui n'a encore développé que des monoagonistes ciblant le récepteur de GLP-1.

On comprend mieux l'intérêt du groupe danois si l'on sait que Richard DiMarchi et Matthias Tschöp ont aussi développé à ce moment-là un nouveau polyagoniste qui cible GLP-1 et la première hormone intestinale découverte au début des années 1970 : GIP. Or, c'est précisément la recette du tirzépatide (Mounjaro/Zepbound) d'Eli Lilly, actuellement le plus efficace du marché contre l'obésité... Elle a connu une histoire parallèle, que voici.

S'inspirer de la nature

À l'époque où Lilly teste son premier analogue humain de GLP-1, le dulaglutide, sur des patients, plusieurs de ses scientifiques, comme les chimistes Krister Bokvist (suédois), Tamer Coskun (turc) et Jorge Alsina-Fernandez (espagnol), s'intéressent à une découverte faite à Cambridge par Steve Bloom, professeur en endocrinologie et pionnier britannique de la recherche sur l'obésité.

« Il avait identifié l'effet sur l'appétit d'un autre peptide intestinal appelé oxyntomoduline », explique Philip Larsen, patron de la start-up SixPeaksBio, à Bâle, qui travaille depuis trente ans sur les médicaments GLP-1. Après un passage chez Novo Nordisk à la fin des années 1990, lui a été aux premières loges de ces développements puisqu'il était responsable de la recherche sur le diabète d'Eli Lilly de 2007 à 2011.

« Cette oxyntomoduline possède à la fois l'activité de GLP-1 et celle du glucagon. C'est donc un double agoniste naturel, poursuit Philip Larsen. C'est ce qui a lancé les recherches qui aboutiront au tirzépatide. Les chimistes de Lilly ont pensé qu'ils pouvaient synthétiser cette molécule en s'inspirant de ce qu'a fait la nature pour avoir ce double effet. » Tout comme Richard DiMarchi et Matthias Tschöp de leur côté, ils commencent par développer un double agoniste de GLP-1 et du glucagon, puis se tournent vers l'hormone GIP.

L'intérêt de Lilly était alors prioritairement orienté sur la recherche de médicaments contre le diabète de type 2. Le programme du tirzépatide sera donc conçu sur la base d'une hypothèse complémentaire. « On supposait qu'une fois que le niveau de glucose des diabétiques de type 2 serait descendu avec le GLP-1, la sensibilité de l'hormone GIP, elle aussi sécrétrice d'insuline mais décevante jusque-là, serait restaurée », révèle Philip Larsen.

Sur ces bases, les chercheurs d'Eli Lilly développent donc un double agoniste GLP-1 et GIP. Comme les chimistes de Novo Nordisk, ils allongent sa durée de vie en associant la séquence combinée des deux hormones à un acide gras qui se lie à l'albumine, de façon à étendre la durée de vie de la molécule dans le sang. Ils s'inspirent aussi de certaines caractéristiques de l'exendine-4 d'Amylin, qui améliorent la solubilité et la stabilité de leurs molécules tout en diminuant les risques que se forment des agrégats.

La surprise des souris obèses

Dès les premières expériences sur les animaux, il apparaît que le tirzépatide n'est pas seulement efficace pour normaliser le niveau de sucre dans le sang. « Tamer Coskun a mené des essais sur des modèles de souris obèses et c'était extraordinaire de voir à quel point elles perdaient du poids, relate Philip Larsen. Au point que nous nous sommes demandé si on n'allait pas rediriger tout le programme vers le traitement de l'obésité. »

Au milieu des années 2000, les espoirs de l'industrie pharmaceutique pour développer des coupe-faim efficaces sont cependant douchés par le retentissant scandale du Fen-Phen. La direction d'Eli Lilly, qui a déjà dû arrêter le développement d'un médicament inspiré des cannabinoïdes après l'échec de celui de Sanofi, choisit prudemment de privilégier le traitement du diabète dans les premiers essais cliniques du tirzépatide. L'obésité attendra.

Selon Philip Larsen, les scientifiques de la direction de l'entreprise (David Moller, Bill Chin et Steve Paul) étaient dès cette époque convaincus du potentiel du tirzépatide pour traiter l'obésité. Mais il faudra attendre l'arrivée d'un nouveau patron, David Ricks en 2017, pour que l'entreprise d'Indianapolis prenne définitivement ce virage de la minceur.

Révolution chez Lilly : débrider la biotech

Bien que très impliqué dans les recherches sur Alzheimer, David Ricks connaît bien le potentiel de GLP-1. C'est lui qui avait lancé Byetta en Chine. À la tête d'Eli Lilly, il confie au nouveau directeur scientifique, Daniel Skovronsky, la mission d'accélérer le développement du tirzépatide qui révèle à cette époque son potentiel pour traiter l'obésité dans l'essai clinique présenté en grande pompe à la conférence de l'EADS de 2018 à Berlin. On a déjà vu à quel point l'épisode a sonné comme un coup de tonnerre pour le pionnier Novo Nordisk, qui se croyait à peu près seul en piste.

Selon Bloomberg, « Daniel Skovronsky transforme le département de recherche et développement sur l'obésité de Lilly en une entreprise de biotechnologie. (Il avait une certaine expérience en la matière, puisqu'il était arrivé chez Lilly en 2010 à la suite de l'acquisition, pour 300 millions de dollars, de sa start-up spécialisée dans le traitement de la maladie d'Alzheimer). Il a appelé ce groupe GIP Bio et l'a libéré des processus bureaucratiques liés au développement de médicaments, notamment l'évaluation de la viabilité commerciale d'un produit qui, selon lui, étouffe la créativité. »

Ce travail va diminuer de moitié le temps de développement du Zepbound, lancé fin 2023, et permettre de reprendre l'avantage sur Novo Nordisk. D'autant que la supériorité du Zepbound d'Eli Lilly sur le Wegovy de Novo Nordisk en matière de perte de poids, suggérée par les résultats de leurs essais cliniques respectifs, a ensuite été proprement démontrée par comparaison directe.

La course aux polyagonistes

Ainsi, les milliards de la minceur sur ordonnance attirent aujourd'hui peu ou prou toutes les entreprises pharmaceutiques, et beaucoup font le choix de développer des polyagonistes. C'est le cas de Carmot Therapeutics et de son double agoniste GLP-1/GIP, qui a été racheté début 2024 pour 2,5 milliards de francs (plus de 2,6 milliards d'euros) par Roche. C'est aussi la stratégie suivie par les start-up Viking Therapeutics et Scohia Pharma, tandis que d'autres entreprises comme Boehringer Ingelheim et Altimmune parient sur des doubles agonistes GLP-1/Glucagon.

Face à cela, Novo Nordisk et Eli Lilly préparent des successeurs encore plus efficaces à leurs molécules actuelles. L'entreprise danoise développe par exemple un double agoniste GLP-1/GIP qui ne serait injecté qu'une fois par mois. Elle teste aussi des associations avec d'autres hormones intestinales impliquées dans la régulation de la faim comme l'amyline et le peptide YY.

Mais pourquoi s'arrêter à deux quand on peut cibler encore plus large ? Eli Lilly mise désormais sur le rétatrutide, un triple agoniste GLP-1/GIP/Glucagon, qu'elle espère encore plus efficace que son Zepbound. Dans un essai de phase 2, cette molécule dite « triple G » a démontré une réduction de poids moyenne allant jusqu'à 17 % à vingt-quatre semaines chez des participants souffrant d'obésité ou de surpoids sans diabète, et même de 24 % à quarante-huit semaines.

Anne Gill, porte-parole d'Eli Lilly, détaille les espoirs de l'entreprise : « Étant donné que les participants n'avaient pas encore atteint un plateau pondéral au moment où l'étude s'est achevée, il semble que l'efficacité de la réduction de poids n'ait pas encore été pleinement atteinte. Nous attendons avec impatience les résultats de nos essais de phase 3, qui ont un suivi plus long. » Elle ajoute : « Nous pensons que la combinaison de l'affinité pour les récepteurs du glucagon avec l'affinité pour les récepteurs de GIP et GLP-1 peut être l'une des raisons pour lesquelles le rétatrutide a montré ce niveau de réduction de poids. »

Le suspense demeure

Les monoagonistes, dépassés par les doubles agonistes, eux-mêmes rendus obsolètes par les triples agonistes : est-ce bien le message à retenir de toute cette histoire ? Le concept est simple et séduisant, mais tout le monde ne partage pas l'idée que les polyagonistes sont l'avenir des médicaments GLP-1. La recherche médicale n'est pas un long fleuve tranquille...

À Copenhague, par exemple, Jens Holst, le pionnier de GLP-1, ne croit pas que l'activation d'une seconde voie de signalisation hormonale (celle de GIP) soit l'explication de la supériorité du Zepbound sur le Wegovy. « GIP n'active rien », tranche-t-il avant d'observer qu'Amgen développe une molécule qui active les récepteurs de GLP-1... mais inhibe ceux de GIP. Et qu'elle vient de donner de bons résultats sur la perte de poids, dans un essai clinique de taille encore modeste.

À Lausanne, Bernard Thorens, le découvreur du récepteur de GLP-1, est sur la même longueur d'onde. « Personne n'arrive à expliquer l'action exacte de ces polyagonistes », dit-il avant de révéler « avoir collaboré récemment avec l'entreprise indienne Sun Pharma, qui développe un super monoagoniste du récepteur de GLP-1 particulièrement efficace pour la perte de poids. »

Difficile donc d'affirmer à ce point qu'une approche sera plus pertinente qu'une autre dans la jungle des médicaments GLP-1. D'autant plus que les succès à venir pourraient se jouer sur d'autres terrains. Celui, médical, des nouvelles indications que pourraient bien aider à prévenir ces molécules, des problèmes cardio-vasculaires aux problèmes rénaux en passant par la démence. Et celui, industriel, du prix de ces médicaments, que beaucoup d'assureurs santé rechignent à rembourser.

Mais pour cela, encore faudra-t-il résoudre le problème de la pénurie actuelle de médicaments GLP-1 qu'aucun de ses fabricants n'avait anticipé.

CHAPITRE 10

Gérer la pénurie. Les problèmes de la demande et de la production

Les nouveaux médicaments GLP-1 comme Ozempic et Mounjaro s'arrachent dans le monde entier, drainant des milliards dans leur sillage. Car il ne s'agit pas seulement des besoins médicaux : la demande cosmétique explose et les industriels ont du mal à suivre. D'autant plus que ces molécules appartiennent à une catégorie difficile à produire : les peptides.

Grâce au succès d'Ozempic, Novo Nordisk a vu sa valeur en Bourse multipliée par cinq en six ans pour atteindre près de 600 milliards de dollars en 2024. Cela fait d'elle la première entreprise européenne et la quinzième au monde en 2024. Mais on ne peut pas tutoyer les sommets de la valorisation boursière, s'approcher des géants de la tech comme Meta ou Amazon, sans s'exposer à quelques désagréments.

Le patron du laboratoire pharmaceutique danois en a fait la désagréable expérience, le 24 septembre 2024.

Ce jour-là, le directeur général de Novo, Lars Fruergaard Jørgensen, s'est retrouvé face à une commission d'audition du Sénat américain. Sur le gril, comme avant lui Mark Zuckerberg (Meta/Facebook), Tim Cook (Apple) ou Sundar Pichai (Google). Cette fois, il ne s'agissait pas de haine en ligne, de *fake news* ou de protection des enfants sur les réseaux sociaux, mais d'un sujet largement aussi sensible aux États-Unis : le prix des médicaments.

Pénurie, prix gonflés et « outrage » de Novo à l'Amérique

En 2024, les nouveaux médicaments vedettes de Novo Nordisk que sont Ozempic et Wegovy, respectivement pour le diabète et l'obésité, sont vendus aux patients américains environ 1 000 dollars par mois, soit environ 965 euros, contre 250 euros ou moins dans les pays européens où ils sont prescrits et ceux encore plus rares où ils sont remboursés. Outre-Atlantique, les patients ont aussi le plus grand mal à trouver des assureurs qui acceptent de rembourser ces traitements à long terme. Pour y remédier, des élus comme le sénateur Bernie Sanders demandent donc à leur fabricant de baisser ses prix, qualifiés d'« outrageux ».

Sentant peut-être le vent du boulet, son concurrent américain, Eli Lilly, avait pris les devants en août 2024. L'entreprise, qui produit des analogues de GLP-1 concurrents à ceux de Novo Nordisk, a divisé par deux le prix de vente du

Zepbound, son principal médicament contre l'obésité, qui coûterait désormais de l'ordre de 500 dollars par mois. Un geste d'une générosité toute relative.

Car si elle a valu les louanges du président Joe Biden sur X (et sans doute permis d'éviter une convocation du Congrès), cette baisse de prix communiquée en fanfares par Lilly est en partie cosmétique. Elle ne concerne que les deux dosages les plus faibles du médicament (ceux qu'on prend en début de traitement), sa version en flacon (et non en stylo injecteur) et uniquement les patients qui achètent le Zepbound de leur poche, directement sur le site de vente en ligne du laboratoire…

Pour expliquer les prix exorbitants des analogues du GLP-1, on ne peut naturellement pas écarter l'avidité des entreprises pharmaceutiques face à une demande qui dépasse largement les besoins purement médicaux. Mais c'est une autre raison qui explique que les pressions politiques aient pour l'heure eu un effet limité sur ces prix, tant pour Novo que Lilly : la pénurie. Or il se trouve que celle-là pourrait faire la bonne fortune de trois entreprises européennes de la chimie, trois sociétés à la discrétion tout helvétique : Bachem, PolyPeptide et Corden Pharma.

« N'achetez pas mon produit ! » : le GLP-1, ce n'est pas pour les stars

Ni Novo Nordisk ni Eli Lilly n'avaient prévu le succès phénoménal des analogues de GLP-1. Pas davantage, *a fortiori*, les capacités de production nécessaires pour répondre à cette demande hors-norme. C'est ce qui aboutit aux pénuries et à des situations parfois paradoxales. Connaissez-vous beaucoup d'entreprises qui se paient une campagne de publicité à la télévision pour dire aux consommateurs de ne pas acheter leurs produits ?

C'est pourtant ce qu'a fait Eli Lilly à la veille de la cérémonie des Oscars 2024. Passant du tapis rouge et du crépitement des flashs des paparazzis à la vie ordinaire d'une femme dans le métro, un spot télévisé intitulé « Big Night » expliquait que, si les analogues de GLP-1 font maigrir, ce n'est pas pour entrer dans une élégante tenue de soirée mais pour soigner des malades.

Certes, ce spot ne nommait pas les spécialités Mounjaro et Zepbound d'Eli Lilly, probablement pour éviter la longue litanie d'avertissements qui accompagnent les pubs pour des médicaments prescrits aux États-Unis. Pour rappel, contrairement à l'Europe, la publicité pharmaceutique, y compris pour des médicaments vendus sur ordonnance, est autorisée Outre-Atlantique. L'industrie pharmaceutique y est même le deuxième annonceur publicitaire, derrière la grande distribution et devant l'électronique grand public et l'automobile.

Ce n'est donc pas comme si Lilly et Novo avaient hésité à promouvoir leurs produits GLP-1 sur le lucratif marché américain, le seul au monde où les labos sont aussi libres de fixer leurs prix. En 2023, les dépenses publicitaires des deux entreprises pour leurs nouveaux coupe-faim aux États-Unis avaient ainsi dépassé 1 milliard de dollars, soit 15 % des 7,6 milliards dépensés en 2023 par le secteur pharmaceutique à cet effet. Mais ça, c'était avant le revirement des Oscars. Revirement ou, au contraire, habile stratégie de communication pour soutenir la demande ?

Le choix de la diffusion de l'étonnant spot publicitaire Big Night au moment de la cérémonie hollywoodienne ne doit rien au hasard. Lors de la précédente édition, son Monsieur Loyal, l'animateur Jimmy Kimmel, plaisantait : « Quand je regarde cette salle, je ne peux pas m'empêcher de me poser des questions. Est-ce que l'Ozempic m'irait bien ? » L'utilisation avouée ou non d'analogues de GLP-1 par des célébrités est un sujet sans fin de commentaires sur les réseaux sociaux.

Sur CNN, le P-DG d'Eli Lilly, David Ricks, a livré son explication de la publicité contre-intuitive diffusée par son entreprise. « Nous avons un point de vue sur la manière dont ces médicaments sont utilisés actuellement. Ils ont été inventés pour des personnes souffrant d'un grave problème de santé, pas pour que des personnes célèbres aient un peu meilleure allure. »

C'est aussi ce que pensent la plupart des médecins spécialistes du diabète ou de l'obésité qui s'inquiètent des pénuries. Pour Lucie Favre, médecin responsable de la consultation obésité du Centre hospitalier universitaire vaudois en Suisse, les pénuries apparues à l'été 2023 viennent essentiellement du fait qu'il est facile pour n'importe quel médecin de prescrire ces médicaments à des patients qui veulent juste perdre quelques kilos. « Cela signifie que des patients diabétiques ou obèses doivent parfois interrompre leurs traitements », avertit-elle. La Société suisse d'endocrinologie a interpellé les autorités de santé helvétiques à ce sujet, sans succès pour l'instant.

Un goulot d'étranglement mondial

Officiellement, Eli Lilly et Novo Nordisk expliquent ces pénuries par l'explosion de la demande. Lilly, qui a un site dédié à cette situation, évoque une « croissance extraordinaire ». Novo Nordisk, qui dispose aussi de son site (mais uniquement pour le marché américain), explique : « Nous ferons de notre mieux pour soutenir ceux qui veulent commencer à prendre Wegovy, mais il est important de reconnaître que la demande globale continuera à dépasser l'offre. »

Faute de capacités de production, les deux géants limitent ainsi à quelques pays la distribution de leurs médicaments anti-obésité. En 2024, le Wegovy n'est commercialisé que dans une dizaine de pays (Suisse, Danemark, Allemagne, Islande, Norvège, Émirats arabes unis, États-Unis, Royaume-Uni, Chine, Japon et Australie). Pour le Zepbound, la diffusion est encore plus restrictive (Suisse, États-Unis, Canada, Royaume-Uni, Australie et Chine fin 2024).

Des pays où l'obésité est élevée, comme l'Arabie saoudite (38 % de la population, selon la Fédération mondiale de l'obésité) ou le Brésil (29 %), n'ont donc pas accès au Wegovy et au Zepbound. Faute de mieux, les médecins se rabattent souvent sur la version antidiabétique de la molécule (enregistrée dans plus de pays), ce qui diffuse la pénurie à d'autres patients. On reste loin de pouvoir prendre en charge le milliard de personnes en situation d'obésité dans le monde, sans parler du milliard et demi supplémentaire de personnes en surpoids.

Fabriquer des peptides, une chimie d'horloger

Cette demande hors norme est une dimension du problème, mais il y en a une autre, qui tient à l'offre et au savoir-faire industriel. Les analogues de GLP-1 sont des peptides : ils sont plus complexes et plus chers à produire que les petites molécules chimiques ou les autres molécules biologiques comme les anticorps. Restés une niche pharmaceutique jusqu'à il y a peu, ces peptides n'avaient jamais été produits aux échelles requises pour Ozempic et consorts.

C'est là que quatre fleurons de la chimie des peptides ont une carte maîtresse à jouer. Trois d'entre eux sont suisses.

Face à la pénurie, tant Novo que Lilly investissent massivement. Nous avons vu comment l'entreprise danoise déploie de l'ordre de 8,5 milliards d'euros en cinq ans sur son site historique de Kalundborg au Danemark. S'y ajoutent plus de 2 milliards pour doubler la taille de son usine de Chartres (France), 3,7 milliards pour celle de Clayton (Caroline du Nord), ainsi que 0,5 milliard pour son site chinois. Le rachat du sous-traitant Catalent et de ses nombreuses usines par la fondation Novo Nordisk en février 2024 est aussi à mettre sur cette ardoise, qui dépasse dès lors les 30 milliards d'euros.

Eli Lilly n'est pas en reste, avec quasiment 20 milliards de dollars d'investissements annoncés depuis 2020 pour agrandir ou construire sept usines en Indiana, en Caroline du Nord, en Allemagne et en Irlande. L'entreprise américaine a aussi racheté l'usine d'un sous-traitant, Nexus Pharmaceuticals. Mais ces nouvelles usines, qui ne commenceront à produire au mieux pas avant 2027, pourraient s'avérer insuffisantes.

Il y a plusieurs raisons à cela. D'abord, la production de peptides n'est maîtrisée que par une poignée d'acteurs. C'est le cas de PolyPeptide, l'un des principaux sous-traitants[1] producteurs de peptides. Cotée en Bourse en Suisse depuis 2021, cette entreprise est contrôlée par l'entrepreneur suédois Frederik Paulsen (qui est également président émérite du groupe Ferring). Directeur de l'innovation et de la technologie de PolyPeptide, Olivier Ludemann-Hombourger nous explique les défis de la production de ces peptides, comme les analogues de GLP-1.

« Le challenge des peptides, c'est que les synthétiser par une voie chimique classique est très difficile parce que le nombre d'étapes nécessaires augmente très rapidement. Si on parle d'une séquence d'à peu près 40 acides aminés comme les GLP-1, on a typiquement deux étapes de synthèse par acide aminé, donc ça veut dire pratiquement quatre-vingts étapes de synthèse à combiner, auxquelles s'ajoutent des étapes de liaison, de filtrage, de purification… Avec la chimie classique, ce serait un travail de titan qui prendrait des mois à chaque cycle de production. »

On pourrait imaginer de produire ces molécules dans des cultures vivantes d'organismes modifiés, comme c'est le cas pour l'insuline et la plupart des molécules biologiques. Mais cette approche biotechnologique bute sur un autre obstacle. En effet, « un organisme, même génétiquement modifié, ne peut assembler que les 20 acides aminés naturels utilisés par le vivant », rappelle Olivier Ludemann-Hombourger. Or les analogues de GLP-1 sont des peptides modifiés pour

1. Ces sous-traitants sont appelés CDMO : Contract Development Manufacturing Organisation ou organisation de développement et de fabrication sous contrat.

augmenter leur durée de vie ou d'autres caractéristiques. Pour obtenir ce résultat, les chimistes de Novo et Lilly ont dû remplacer quelques acides aminés naturels par des versions artificielles.

« Impossible de les faire produire par des organismes, tranche le patron de l'innovation de PolyPeptide. C'est pour cela que, dans le cas des GLP-1, comme pour plus de 80 % des peptides en voie de développement aujourd'hui, on utilise une autre chimie, la chimie en phase solide inventée au début des années 1960 par Bruce Merrifield. Elle permet une production qui se compte en semaines, voire en jours. »

Nous avons déjà rencontré Bruce Merrifield. Ce chimiste de renom était le mentor de Svetlana Mojsov, la première chercheuse à synthétiser la molécule GLP-1 au milieu des années 1980, et qui se bat aujourd'hui pour la reconnaissance d'un Nobel. « Avec ce procédé, on part d'une résine sur laquelle se fixe un premier acide aminé puis on va remonter la séquence du peptide en accrochant les acides aminés les uns derrière les autres, un peu comme un collier de perles », décrit Olivier Ludemann-Hombourger.

Cela requiert toutefois un savoir-faire très particulier. Comme leur nom l'indique, les acides aminés, qui sont les briques de base de n'importe quel peptide ou protéine, possèdent deux structures fonctionnelles : un acide et une amine. « Il y a un problème, reprend Olivier Ludemann-Hombourger. Si on utilise un acide aminé naturel, et qu'on le met dans des conditions qui permettent la réaction entre l'acide et l'amine, l'acide aminé va réagir avec lui-même et s'agréger. Si on veut maîtriser les choses, il faut ajouter un groupement protecteur qui empêche cette réaction. Et après chaque étape de couplage, il faut éliminer la protection avec des solvants puis éliminer ces réactifs afin de ne conserver que le peptide pur en construction. »

Cette chimie à l'état solide, qui est utilisée pour produire les analogues du GLP-1 tant par Eli Lilly que Novo Nordisk, repose ainsi sur une expertise technologique rarissime. C'est la raison pour laquelle les molécules produites au noir et vendues en ligne sont au mieux de la poudre de perlimpinpin, au pire des cocktails dangereux.

C'est aussi la raison pour laquelle les entreprises suisses spécialisées dans la production de peptides peuvent voir l'avenir en rose. À l'échelle mondiale, elles n'ont qu'un seul concurrent capable de maîtriser cette production de peptides à grande échelle, le laboratoire chinois WuXi.

« On est sur une chimie d'horloger comparée à la chimie traditionnelle, explique Olivier Ludemann-Hombourger. En chimie classique, quand on fait une molécule de synthèse, on va avoir quatre ou cinq étapes pour obtenir le principe actif. Si à la fin la molécule est pure à 95 %, c'est généralement acceptable. Dans la chimie du peptide, quand on combine plusieurs dizaines d'étapes, même si vous avez 99 % d'efficacité à chacune, à la fin vous êtes quand même très loin de la séquence voulue. Pour l'obtenir, il vous faut une précision de 99,9 % à chaque étape. »

Sibylle Bischofberger est analyste senior en charge des spécialités chimiques à la banque Vontobel à Zürich. Au téléphone, elle m'explique pourquoi la maîtrise de ces procédés est une opportunité exceptionnelle pour les entreprises suisses. « La moitié du marché mondial des peptides est aujourd'hui produite en interne par une poignée de compagnies pharmaceutiques, et l'autre moitié l'est par des sous-traitants. Parmi ceux-là, on trouve deux leaders suisses : Bachem, qui contrôle

25 % du marché et le numéro 3 PolyPeptide, à 15 %. À côté, il y a WuXi, en forte croissance, et CordenPharma, dont je vous laisse découvrir la nationalité… »

Le secret pharmaceutique suisse

CordenPharma est aussi une entreprise de droit helvète, ce qui signifie que trois des quatre pépites mondiales des peptides sont basées en Suisse. CordenPharma a été fondée à Bâle en 2006 et a repris une usine de Roche spécialisée dans la fabrication de peptides dans le Colorado en 2011. À la mi-juillet 2024, l'entreprise a annoncé un investissement de 900 millions d'euros sur trois ans pour agrandir son site de production de peptides au Colorado et en créer un nouveau en Suisse.

« Nous prévoyons d'investir 900 millions de francs suisses (950 millions d'euros) dans nos sites aux États-Unis et en Suisse. Quatre cents emplois seront créés pour répondre à la demande de nouveaux médicaments », a précisé Michael Quirmbach, le P-DG de l'entreprise CordenPharma, à la chaîne de télévision suisse SRF. Plus de deux cents nouveaux emplois doivent être ainsi créés rien qu'en Suisse, notamment dans cette nouvelle usine à construire.

Dans son communiqué, Corden ne cache pas que c'est bien la demande pour des analogues de GLP-1 qui justifie ces investissements. L'entreprise ne précise cependant pas si elle s'occupe de produire les médicaments d'Eli Lilly ou de Novo Nordisk, ou les molécules des quelque deux cents concurrents encore en voie de développement et recensés par le consultant spécialisé Airfinity. Il est rare que les sous-traitants de l'industrie pharmaceutique révèlent qui sont leurs clients.

La discrétion est aussi de mise du côté de Bachem. Mais Sibylle Bischofberger n'a guère de doute que ce soit la production d'analogues du GLP-1 qui justifie elle aussi la vague d'investissements du leader bâlois de la production de peptides. L'entreprise a confirmé produire des versions génériques des premiers analogues de GLP-1. La taille de ces investissements laisse supposer qu'elle pourrait aussi sous-traiter une partie de la production de Novo ou de Lilly, ainsi que celles de concurrents émergents.

Bachem a en effet lancé en 2021 la construction de sa plus grande usine de production à ce jour pour de grands volumes de peptides (le « bâtiment K ») sur son site historique de Bubendorf, dans le canton de Bâle-Campagne. Elle va y doubler sa production d'ici à 2026. Elle a acheté aussi des terrains à Eiken, dans le canton d'Argovie, pour construire une nouvelle usine qui sera opérationnelle à la fin de la décennie.

PolyPeptide n'est pas plus bavarde sur ses clients. Mais elle aussi étend ses capacités de production dans son usine de Braine, en Belgique, rachetée au groupe Lonza en 2016. L'entreprise a reçu une commande de 100 millions d'euros en décembre 2022, qu'il n'est pas déraisonnable de relier à la demande de GLP-1.

Naturellement, comme pour tout investissement, il y a des risques. Impossible de savoir, par exemple, si les produits actuellement en développement seront sous-traités aux entreprises helvétiques, et encore moins dans quelles proportions. Il en va de même pour la future production de génériques quand les protections des brevets commenceront à tomber. En outre, comme le rappelle Sibylle Bischofberger,

« les CDMO (sous-traitants de l'industrie pharmaceutique) ne génèrent en général qu'une petite partie des ventes totales d'un médicament. »

Les enjeux environnementaux

Il faut ajouter que le changement d'échelle de la production fait grandir des risques de nature environnementale. Vous vous souvenez peut-être que le biochimiste Richard DiMarchi nous avait expliqué qu'en termes de défi industriel, le passage d'une production de quelques grammes d'insuline recombinante à des centaines de kilogrammes transformés métaphoriquement en distance correspondait à passer d'un trajet Paris-Fontainebleau à dix allers-retours de la Terre à la Lune. À l'époque, ce changement l'avait amené à passer des commandes gigantesques d'un solvant aussi toxique que le suggère son nom : le bromure de cyanogène.

La même logique s'applique aux peptides GLP-1, mais cette fois ces solvants s'appellent acétonitrile et surtout diméthylformamide (DMF). Le premier est inflammable et ses fumées sont hautement toxiques, le second est classé CMR (cancérigène, mutagène, reprotoxique), c'est-à-dire la catégorie la plus élevée de toxicité de la législation européenne.

Pour les fabricants de peptides, la gestion de ces polluants est un vrai casse-tête. Chez PolyPeptide, Olivier Ludemann-Hombourger évoque une vaste étude publiée dans *The Journal of Organic Chemistry*, à laquelle il a participé aux côtés de chimistes d'une douzaine d'autres entreprises pharmaceutiques. « Nous nous sommes basés sur les données consolidées de douze fabricants pour mesurer le PMI (*process mass intensity*), c'est-à-dire la quantité de déchets produite par kilo de produits synthétisés. On arrive à 15 tonnes de déchets par kilo de peptides produits en moyenne. Pour les analogues de GLP-1, cela peut atteindre 30 tonnes. »

Pour faire face à ce problème, les industriels font feu de tout bois. Olivier Ludemann-Hombourger : « L'un de nos plus grands axes d'innovation est de développer et d'industrialiser des remplaçants verts à ces solvants. Mais nous travaillons sur quatre axes : la réduction de 30 % des solvants utilisés pour la synthèse à l'état solide qui est employée aujourd'hui pour la production de GLP-1, leur recyclage qui n'était historiquement pas en place, leur remplacement par des alternatives qui restent cependant encore vingt fois plus chères aujourd'hui, et même leur évitement en associant production biotechnologique et chimie sans solvant. »

Du marché de niche aux volumes industriels

Reste que, comme l'observe Daniel Grotzky, le directeur de la communication de Bachem : « Cette demande de peptides qui évolue vers des volumes beaucoup plus importants est un changement de paradigme à l'échelle de l'industrie. Dans le passé, les volumes de fabrication typiques étaient de l'ordre de quelques dizaines de kilogrammes, alors que l'avenir verra la production de tonnes de ces molécules pour des médicaments individuels. »

Jusqu'à GLP-1, la production de peptides était restée un marché de niche. Certes, au début des années 2000, Roche avait développé le Fuzeon, un peptide efficace contre le virus VIH. Le groupe suisse s'attendait à des volumes importants. « Cela a permis de franchir un cap technologique qui a déverrouillé la chimie qu'on utilise aujourd'hui, explique Olivier Ludemann-Hombourger. Le projet Fuzeon a pratiquement divisé par vingt le coût des matières premières. »

Mais le Fuzeon n'a pas donné les résultats commerciaux espérés par Roche. Si bien que jusqu'à l'avènement d'Ozempic et consorts, rares étaient les peptides à atteindre la barre symbolique du milliard de dollars de ventes annuelles. « Nous avons mis sur le marché pas mal de peptides pour lesquels les quantités requises pour couvrir le besoin mondial sont relativement faibles, poursuit Olivier Ludemann-Hombourger. L'échelle est de quelques kilos, voire de quelques grammes pour des maladies rares. En plus, avec les peptides, on imite la nature et les molécules sont très ciblées. Les doses thérapeutiques sont donc généralement faibles. »

Le Graal des comprimés oraux

Cette question de quantité pourrait cependant évoluer avec le développement de comprimés oraux, plus confortables pour les patients que les peptides injectables (en sous-cutané) qui représentent aujourd'hui le gros des médicaments GLP-1. Pour ces formes orales, il n'est certes plus nécessaire d'avoir des stylos injecteurs à recycler, mais il faut encore plus de peptides ! On parle de dix à cent fois plus.

Les sucs gastriques ont en effet tendance à attaquer les peptides, si bien qu'à peine 2 % rejoignent le compartiment sanguin intacts. Novo Nordisk a déjà développé une de ces formes orales, le Rybelsus, qui contient la même molécule (sémaglutide) que l'Ozempic. Mais outre qu'il est moins efficace, l'entreprise se garde de la mettre en avant, probablement faute d'une production suffisante.

On verra ce qu'il en est de ces formes orales, qui pourraient un jour s'emparer de l'ensemble du gigantesque marché du surpoids. Car c'est évidemment l'espoir des entreprises pharmaceutiques. Suite au rachat de Carmot et de ses analogues de GLP-1 en développement par Roche en début d'année, le dirigeant du groupe suisse Thomas Schinecker le justifiait ainsi : « D'ici à 2035, près de la moitié de la population mondiale sera en surpoids. »

La révolution peptidique

Au laboratoire des protéines thérapeutiques et des peptides de l'École polytechnique fédérale de Lausanne, le Pr Christian Heinis développe l'une des approches destinées à faire passer les peptides des seringues aux comprimés. « Il s'agit de développer des peptides capables de passer au travers des membranes des cellules », explique-t-il. Selon lui, « ce serait le moyen d'augmenter la quantité de peptides disponibles et même dans certains cas de les amener jusqu'à l'intérieur de la cellule plutôt que seulement à leur surface afin d'obtenir des effets thérapeutiques encore inédits ».

Christian Heinis révèle ainsi un aspect peu connu de ce qui se joue aujourd'hui dans l'industrie pharmaceutique. Derrière le succès des GLP-1, d'autres peptides à succès se profilent. Il y a ainsi plus de 1 000 peptides aujourd'hui en phase de développement préclinique et clinique, contre toutes sortes de maladies autres que le diabète ou l'obésité.

« La particularité de cette nouvelle vague de peptides, poursuit Christian Heinis, c'est qu'ils sont construits *de novo* avec des acides aminés artificiels. Alors que les analogues de GLP-1 imitent pour l'essentiel une hormone naturelle de l'intestin, ces nouveaux peptides sont le résultat des milliards de combinaisons possibles obtenues avec des centaines d'acides aminés artificiels. Ils sont massivement testés pour trouver ceux qui soignent. »

Des start-up comme Orbis Medicines à Lausanne se sont engouffrées dans cette révolution peptidique, ainsi que des grandes entreprises comme Roche, *via* sa filiale japonaise Chugai, ou Novartis, au travers d'un accord avec l'entreprise découvreuse de peptides PeptiDream aussi au Japon.

Longtemps annoncée et matérialisée par les analogues de GLP-1, cette révolution peptidique est naturellement de bon augure pour les trois horlogers suisses de la chimie des peptides. À condition toutefois que les analogues du GLP-1 ne révèlent pas soudain des effets indésirables. Un sujet scruté à la loupe.

CHAPITRE 11

Un médicament miracle ? Espoirs et interrogations

La question qui s'est posée le plus souvent au cours de mon enquête sur les analogues du GLP-1 est celle de leurs effets secondaires. Simples nausées ou visage vieilli ? Risques de cancer, voire de suicide ? À l'inverse, médecins, chercheurs et industriels du secteur pharmaceutique insistent sur des effets positifs imprévus sur le cœur, le foie, le cerveau : une palette d'indications qui dépassent de loin le diabète et l'obésité. Certains parlent de « molécules miracles » et l'industrie pharmaceutique renoue avec un vieux rêve : un médicament qui soigne tellement de maladies que les assureurs n'auront d'autre choix que de le rembourser au prix fort. Qui croire ?

Le visage Ozempic : maigrir c'est vieillir

Il suffit qu'un phénomène apparaisse pour que les Américains le résument dans une expression percutante. Un matin de janvier 2023, Paul Jarrod Frank, dermatologue star de l'Upper East Side new-yorkais, en a trouvé une qui s'est répandue jusque dans les magazines scientifiques : l'*Ozempic Face* – le visage Ozempic.

Lâchée pendant le *Today Show* de NBC, la plus ancienne matinale de la télé américaine suivie par cinq millions de téléspectateurs, l'expression a immédiatement été adoptée par les machines à clics des réseaux sociaux. D'autant plus qu'elle inquiète. En substance, Ozempic creuse les rides du visage de certains patients et leur donne un coup de vieux. TikTok lui a trouvé rapidement un équivalent pour le postérieur, l'*Ozempic butt* un relâchement de la peau aboutissant à des fesses flasques.

Dans son cabinet de Vevey, Dominique Durrer, médecin spécialiste de l'obésité et présidente du réseau européen Eurobesitas, s'agace quand je lui pose la question de la réalité de ce phénomène. « Il n'y a pas la moindre étude scientifique qui établisse un lien entre ce visage Ozempic et les analogues du GLP-1. Ce que l'on savait déjà avec la chirurgie bariatrique, c'est que si vous perdez du poids très rapidement, disons 40 kilos en quelques mois, vous allez prendre 10 ans. »

« Le visage Ozempic n'est pas lié à la molécule, mais à la perte rapide de poids », confirme le Pr Zoltan Pataky, responsable de la consultation obésité aux hôpitaux universitaires de Genève et vice-président de l'Association suisse pour l'étude du métabolisme et de l'obésité. Il ajoute : « C'est comme pour les calculs biliaires. Quelqu'un qui maigrit rapidement libère des acides gras dans sa circulation. Ces derniers risquent de précipiter pour former ces calculs qui nécessiteront éventuellement une chirurgie, mais ce n'est pas propre aux analogues de GLP-1. »

Dans le passage du Today Show sur le « visage Ozempic », Paul Jarrod Frank se gardait lui-même d'être trop définitif sur l'origine du visage Ozempic. Il relevait lui aussi le parallèle avec la chirurgie bariatrique. Mais dans son cabinet qu'il dit avoir conçu « comme une boutique Chanel », le dermatologue offrait déjà une solution : des injections de produits de comblement pour repulper le visage... La créativité des Américains pour les expressions chocs n'a d'égale que leur sens du business.

Le cas des pancréatites

Reste que les analogues du GLP-1 ont bien des effets secondaires indésirables. Comme tout médicament. La plupart sont listés dans les recommandations cliniques et les contre-indications qui accompagnent l'emballage des stylos injecteurs de Wegovy ou de Zepbound, les formulations des molécules pour l'obésité de Novo Nordisk et Eli Lilly. Certains ont de quoi faire frémir, comme les pancréatites, une inflammation du pancréas qui, si elle est aiguë, peut être mortelle. Ces notices évoquent aussi les cancers de la thyroïde et le suicide.

Casquette jaune portant le grand M de l'université du Michigan où il est professeur et directeur du centre de recherche sur l'obésité et la nutrition, Randy Seeley me rappelle qu'il a été consultant pour Novo comme Lilly, les deux principaux fabricants d'analogues du GLP-1. Puis il se lance : « Le débat sur les pancréatites a été lancé il y a une dizaine d'années par Peter Butler, un diabétologue de l'université de Californie à Los Angeles à propos des premiers analogues de GLP-1 utilisés contre le diabète. Mais son étude s'est finalement révélée peu probante, car les pancréatites sont de toute manière courantes chez les diabétiques. D'autres études spécifiques ont ensuite montré qu'il n'y a pas de différence significative entre les personnes traitées et celles qui prennent un placebo. »

À Montpellier où il est professeur à la faculté de médecine de l'université et membre du comité scientifique en charge d'analyser les analogues du GLP-1 au sein de l'agence française de sécurité des médicaments et des produits de santé (ANMS), Jean-Luc Faillie ajoute : « On sait que les analogues de GLP-1 sont associés à une augmentation des taux de certaines enzymes pancréatiques. Mais les données des essais cliniques et des études épidémiologiques n'ont pas apporté la preuve d'un surrisque de pancréatite. »

Question réglée ? Pas tout à fait. « On observe dans les bases de pharmacovigilance plus de cas de pancréatites rapportés avec les analogues de GLP-1 qu'avec les autres antidiabétiques. Le risque me semble réel mais il est probablement très rare », poursuit Jean-Luc Faillie. Dans les recommandations cliniques officielles, les pancréatites aiguës sont mentionnées comme effets indésirables « peu fréquents », c'est-à-dire qu'ils surviennent chez moins de 1 patient sur 1 000. De ce fait, en pratique, explique Zoltan Pataky, « on va tout simplement éviter de donner un GLP-1 à un patient qui a des antécédents de pancréatites ».

Des effets secondaires sous haute surveillance

La question des cancers de la thyroïde nous plonge un peu plus profondément dans les arcanes de la biologie moléculaire et de la pharmacovigilance (l'évaluation des effets secondaires des médicaments après l'approbation de leur commercialisation). Comme on l'a vu au chapitre 8, Novo Nordisk avait constaté dès 2008 des cancers de cette glande essentielle à la production de multiples hormones chez des rongeurs avec son premier analogue, le liraglutide. Cela avait bien failli faire déraper le développement de son produit.

Le mécanisme biologique d'une prolifération des cellules C de la thyroïde activée par des analogues de GLP-1 est en effet bien réel. La question est de savoir si cet effet identifié chez les souris se retrouve chez l'homme, où les récepteurs aux analogues de GLP-1 sont moins présents dans la thyroïde.

Selon Jean-Luc Faillie, « il y a eu des cas dans les essais cliniques, mais pas de preuve pour l'instant d'un nombre accru dans les groupes traités par rapport aux groupes contrôles. Les données de pharmacovigilance ne sont pas plus tranchées pour mettre en évidence un surrisque ». Une des difficultés est que les cancers de la thyroïde sont rares (moins de 2 000 cas par an aux États-Unis) et que les différences ne sont pas significatives dans des échantillons aussi faibles. La question continue donc d'être étudiée et des antécédents familiaux de cancers de la thyroïde font de toute façon partie des contre-indications officielles aux États-Unis – mais ce n'est pas le cas en Europe.

Cette absence de données claires en provenance des essais cliniques, en dépit de millions de patients traités depuis la première commercialisation d'un analogue du GLP-1 en 2005, est aussi valable pour d'autres effets secondaires suspectés, comme certaines maladies oculaires et la dépression pouvant conduire au suicide.

Dans ce dernier cas, l'Agence européenne du médicament, alertée par quelques cas suspects en Islande, vient de conclure qu'on ne pouvait pas établir de lien de cause à effet entre la prise de ces médicaments et des pensées suicidaires ou d'automutilations. Une étude du ministère américain des Anciens combattants sur la relation entre les médicaments amaigrissants GLP-1 et cent soixante-quinze maladies et affections portant sur 2,5 millions de personnes semble aussi indiquer une diminution du risque de suicide. « Il reste une incertitude par manque de données sur le risque chez les patients ayant des antécédents psychiatriques, précise Jean-Luc Faillie. Il faut donc rester vigilant. »

Les vertus de l'approche multidisciplinaire

Un avertissement reçu cinq sur cinq par les cliniciens comme Dominique Durrer et Zoltan Pataky, pour qui c'est aussi un plaidoyer en faveur de l'approche multidisciplinaire de l'obésité qu'ils prônent. D'autant que si des effets secondaires aussi graves que des cancers ou des suicides peuvent être écartés, il en existe d'autres, moins graves, figurant en toutes lettres dans les recommandations cliniques et qu'il est nécessaire de gérer.

En tête de ceux-là, on trouve les effets gastro-intestinaux : nausées, vomissements, diarrhées et constipations. C'est la raison pour laquelle les doses ont été adaptées au fur et à mesure du développement des analogues de GLP-1 et sont progressives aujourd'hui. Reste que ces effets demeurent. Une étude publiée dans le *Journal of the American Medical Association* (*JAMA*) en mai 2024 montre que jusqu'à un tiers des patients abandonnent le traitement après douze mois, sans toutefois que l'on connaisse la raison (effets secondaires, inefficacité, disponibilité, prix...). Des cliniciens auraient rapporté à Jean-Luc Faillie que « 10 % des patients ne tolèrent pas le traitement et doivent arrêter ».

Ce n'est cependant pas ce que constate Dominique Durrer dans sa pratique. « Sur des centaines de patients, je n'en ai qu'un qui a abandonné à cause de ces effets. On nous rapporte des nausées et de la constipation, surtout en début de traitement. Mais les cas de vomissements ou de diarrhées sont plus rares. » Aux hôpitaux universitaires de Genève, Zoltan Pataky précise : « Dans les études cliniques, on enregistre de 15 à 20 % de ces effets secondaires gastro-intestinaux, mais on ne le constate pas dans la réalité, où c'est beaucoup moins. Je pense que cela tient au fait qu'en Suisse, nous avons une approche personnalisée et qu'on prend le temps d'expliquer ces effets secondaires aux patients et comment les éviter. Par exemple, ils interviennent souvent quand une personne ne peut s'empêcher de finir son assiette pour ne pas gaspiller alors qu'elle n'a déjà plus faim à la moitié. »

Dominique Durrer comme Zoltan Pataky insistent sur la nécessité d'une prise en charge multidisciplinaire de l'obésité avec l'intervention de psychologues, de diététiciens et de physiothérapeutes. « L'obésité, ce n'est pas seulement ce qu'indique la balance. Le médicament tout seul, cela ne marche pas », affirme Zoltan Pataky. Dominique Durrer ajoute : « La prévention, la recherche du bon dosage, le soutien psychologique, les groupes de parole, la recherche des causes de l'obésité… c'est tout ce que n'aura pas la personne qui obtient une prescription d'un médecin complaisant ou qui déniche le médicament en ligne. »

Le casse-tête des remboursements

Cet accompagnement est d'autant plus important que, pour l'heure, aucune assurance-maladie au monde n'est prête à rembourser à vie des médicaments contre l'obésité qui coûtent environ 200 euros par mois en Europe et jusqu'à 1 000 aux États-Unis. L'Allemagne, l'Italie et les Pays-Bas ne remboursent pas. La France, la Suède et même le Danemark, patrie de Novo Nordisk, ont décidé d'arrêter de le faire après quelques essais.

Aux États-Unis, comme en Grande-Bretagne et en Suisse, les remboursements sont soumis à de draconiennes restrictions et sont de toute façon limités à un maximum de trois ans. « C'est incohérent, juge Randy Seeley depuis son bureau de l'université du Michigan. On est d'accord pour les rembourser à vie quand il s'agit du diabète, mais pas quand c'est pour l'obésité. Cela montre qu'on ne considère pas cette dernière pour ce qu'elle est : une maladie chronique. À la fin, ces remboursements sont décidés en fonction de critères économiques, pas médicaux. »

Le problème de la sortie de traitement et de la perte de masse musculaire

Peut-être, mais pour les praticiens comme pour les patients, cette limite de la durée des traitements a un effet très concret, que résume Dominique Durrer : « Si l'arrêt est brusque, le patient va généralement reprendre tout ce qu'il a perdu. L'arrêt du médicament doit se faire sur pratiquement une année si l'on veut éviter une reprise pondérale importante. »

Selon Mads Tang Christensen, qui a passé les trente dernières années à étudier les circuits neuronaux qui contrôlent l'appétit, notamment comme patron de l'obésité chez Novo Nordisk, « chez les personnes souffrant d'obésité, la physiologie de contrôle du poids, qui est contrôlée par le cerveau, est "réglée" à un niveau plus élevé que chez les personnes minces. GLP-1 va leurrer le cerveau et lui faire croire que vous avez besoin d'un poids inférieur de 15 % ou 20 %, mais si vous arrêtez brusquement, vous revenez au réglage initial… et au poids d'où vous êtes parti ».

« C'est un argument de plus pour l'approche multidisciplinaire que nous avons adoptée en Suisse », enfonce le Pr Pataky. D'autant plus qu'il est nécessaire de gérer un dernier effet indésirable de ces médicaments, celui-là sans ambiguïté : la perte de masse musculaire.

George Yancopoulos, le directeur de l'entreprise pharmaceutique Regeneron, considère que c'est le principal défaut des analogues GLP-1 qui pourrait même faire « plus de mal que de bien », selon des propos rapportés par le *Financial Times.* Il pointe le risque qu'en cas d'interruption de traitement, les patients reprennent tous les kilos perdus sous forme de graisse mais pas de muscle – et se retrouvent dans une situation pire qu'au départ.

Passons sur le fait que, comme d'autres, Regeneron développe un médicament complémentaire au GLP-1 pour préserver cette masse musculaire. Que constatent les praticiens ? « Quel que soit le moyen, quand on perd beaucoup de poids, on va éliminer de l'ordre de deux tiers à trois quarts de graisse, mais aussi un quart à un tiers de masse dite maigre (muscle, os) », confirme Dominique Durrer.

Elle poursuit : « [pour cette raison] on va effectuer un suivi nutritionnel avec des apports de protéines, de calcium, de vitamines, mais aussi conseiller des exercices adaptés et de la musculation pour compenser le plus possible ces effets. » Cette méthode permet, selon Zoltan Pataky, de réduire la proportion de masse musculaire perdue sur l'ensemble des kilos perdus, de 30 à 10 %.

À ce sujet, Randy Seeley me signale un édito publié récemment dans *JAMA* par le ponte de l'obésité du National Institute of Health américain, Kevin Hall, et ses collègues. En substance, il explique que si la perte de masse musculaire est bien réelle, on ne constate pas de pertes de fonctions musculaires. « Au contraire, il y a une amélioration, que ce soit dans la mesure de la poigne, de la capacité à monter des étages ou à la marche, poursuit Randy Seeley. Cela tient peut-être au fait que nous mesurons mal cette perte de masse musculaire. On se sert de scanner Dexa, qui va par exemple montrer que le foie est devenu plus petit par perte de lipides alors que ce n'est pas véritablement de la perte de masse maigre et que cette diminution est probablement bénéfique. »

Bénéfique ? On arrive ainsi ici aux effets secondaires positifs des analogues du GLP-1, bien au-delà de la seule minceur. Car la question fondamentale, pour les patients comme pour les chercheurs et investisseurs, est celle de savoir si les bénéfices de la thérapie ne sont pas, au final, supérieurs aux risques. Une question cruciale aussi dans la partie de billard à 18 bandes qui se joue entre les labos et les assureurs maladie pour savoir qui va payer ces traitements.

La rançon du buzz

« Tout ce que l'on teste a un effet positif ! », lance Bernard Thorens. Ce spécialiste du diabète au Centre intégratif de génomique de l'université de Lausanne, est l'homme qui a découvert le récepteur du GLP-1 dans les années 1990 – autrement dit, le récepteur que ciblent tous les médicaments qui seront plus tard baptisés analogues de GLP-1, d'Ozempic à Wegovy (voir chapitre 5). Aujourd'hui, il n'en revient pas de la multiplicité d'effets positifs qu'on met à jour avec ces molécules. Il parle de « médicament miracle », en masquant tant bien que mal son enthousiasme derrière le conditionnel de rigueur.

Il n'est pas le seul. En septembre 2024, le magazine français *Sciences et Avenir* faisait sa une sur « la molécule miracle ». On ne compte plus les articles présentant des résultats d'études cliniques, parfois assez préliminaires, pour affirmer que les analogues du GLP-1 pourraient guérir toutes les maladies et tous les organes, du foie aux reins en passant par le cerveau – et même la vieillesse.

C'est naturellement exagéré. Mais force est aussi de reconnaître qu'il y a tout autant de buzz médiatique pour forcer le trait sur tel ou tel risque relevé par un nouvel article scientifique, y compris à partir de quelques cas rarissimes qui demandent aussi à être confirmés… Par exemple, en dépit de toutes les précautions prises par les auteurs, une étude d'ophtalmologues américains publiée en juillet 2024 montrant un lien possible entre le sémaglutide (principe actif d'Ozempic) et une très rare maladie oculaire devient, sur un site d'informations canadien et sur un autre, suisse : « Ozempic pourrait vous rendre aveugle… »

La rançon de la gloire ? Sans doute, mais c'est aussi en partie le résultat d'une stratégie des laboratoires pharmaceutiques. Eux multiplient les grands essais cliniques de phase 3 et 4 afin de trouver de nouvelles indications et des effets positifs susceptibles d'élargir le marché de ces molécules. Cela permettrait aussi d'étendre la validité des brevets – ceux protégeant les GLP-1 commercialisés aujourd'hui pour le diabète et l'obésité expireront entre 2026 et 2036 – et de convaincre les assureurs maladie de mieux rembourser qu'ils ne le font aujourd'hui.

Cette stratégie est évidente mais, en elle-même, elle ne signifie pas que les analogues du GLP-1 n'ont pas, en réalité, les multiples effets bénéfiques qu'on leur prête. Nous allons tenter d'y voir clair.

Estime de soi et bon cholestérol

Pour commencer, comme le rappelle Dominique Durrer, il y a les nombreux effets positifs que l'on constate chez les patients obèses simplement parce qu'ils perdent du poids de manière significative (15 à 25 %) grâce à ces traitements. « La perte de poids va d'abord avoir un effet psychologique et permettre aux patients de retrouver l'estime de soi dans une société où la grossophobie et la stigmatisation des personnes obèses restent très importantes, explique-t-elle. Ensuite, vous avez une longue liste d'effets physiologiques : diminution de la résistance à l'insuline qui est une voie vers le diabète de type 2, diminution de la pression artérielle, augmentation du bon cholestérol et diminution du mauvais, diminution de la graisse intra-abdominale qui est un moteur de risque de complications cardio-métaboliques. »

Les patients obèses étant à risque de diabète de type 2 et de maladies cardio-vasculaires, ce sont ces domaines qui ont d'abord été examinés par les laboratoires, entre autres pour justifier auprès des assurances-maladies le coût de leurs traitements. Mais ce n'était pas une stratégie au départ.

Une étonnante histoire de cœur : les bénéfices cardiaques du GLP-1

L'ancien patron de la recherche de Novo Nordisk, Mads Krogsgaard Thomsen, nous a raconté l'étonnante histoire (voir chapitre 11) qui avait abouti à tester à la fin des années 2000 le liraglutide, le premier analogue de GLP-1 commercialisé par sa société, afin de démontrer qu'il n'avait pas d'effets négatifs sur la santé cardiaque. Comme l'étude avait mis en évidence au contraire des effets bénéfiques, Novo Nordisk lancera l'essai géant SELECT sur 17 500 patients obèses non diabétiques entre 2018 et 2023 afin de tester cette fois les bienfaits du sémaglutide, successeur du liraglutide.

Le résultat principal de SELECT, c'est que le sémaglutide provoque une diminution de 20 % du risque de crise cardiaque en moyenne. En août 2024, Eli Lilly rend public à son tour les résultats de son propre essai clinique (SUMMIT) sur les effets cardio-vasculaires de son propre GLP-1 (tirzepatide) : la diminution du risque d'insuffisance cardiaque cette fois est de 38 %.

Depuis son bureau de l'université du Michigan, Randy Seeley apporte une précision : « Il ne faut pas oublier que les patients testés dans l'essai SELECT (ainsi que dans

SUMMIT) sont des personnes obèses ayant des antécédents de problèmes cardiaques. Dans de tels essais, vous ne capturez donc pas l'effet préventif de la molécule pour empêcher des maladies cardio-vasculaires chez des personnes n'ayant pas d'antécédent. »

Les cardiologues pourraient-ils se mettre à prescrire des analogues de GLP-1 à des patients ni diabétiques ni obèses ? C'est envisagé, mais encore faut-il pouvoir distinguer ce qui ressort de l'action propre de la molécule de ce qui résulte de la perte de poids qu'elle induit. Cette dernière a bien sûr des effets sur la santé cardio-vasculaire, qui vont de la réduction de la pression artérielle à un meilleur contrôle de la glycémie, en passant par l'atténuation de l'agrégation des plaquettes dans le sang. L'étude américaine sur les vétérans relève ainsi une diminution du risque de formation de caillots dans le sang chez les patients sous GLP-1.

Des études sur les rongeurs suggèrent néanmoins que ces effets protecteurs du GLP-1 vont bien au-delà de ceux induits assez logiquement par la perte de poids. Daniel Drucker, endocrinologue à l'université de Toronto, étudie le GLP-1 depuis les années 1980 (lire le chapitre 3). Dans un édito à *Science*, il explique qu'autre chose lui a mis la puce à l'oreille : « Dans tous ces essais cliniques sur l'obésité, l'effet cardioprotecteur s'est développé bien avant qu'une perte de poids significative n'ait été atteinte chez la plupart des participants. En outre, dans l'essai SELECT, l'ampleur de la perte de poids n'était pas corrélée avec les effets du médicament sur la réduction des crises cardiaques, des accidents vasculaires cérébraux et des décès d'origine cardio-vasculaire. » Reste toutefois à démontrer que cet effet cardioprotecteur persiste chez des personnes ni diabétiques ni obèses dans de nouveaux essais cliniques.

Des effets sur le foie ?

D'autres nouvelles indications pour les médicaments GLP-1 semblent aussi se profiler. Des études animales et des essais cliniques ont montré un effet des analogues GLP-1 dans le traitement des personnes souffrant de maladies métaboliques du foie, en particulier ce que l'on appelle la maladie du foie gras non alcoolique (stéatose hépatique ou MASH en anglais). Cette affection, qui peut conduire à des cirrhoses, voire à des cancers mortels, toucherait près de 6 % de la population mondiale. Il n'existe à ce jour qu'un traitement, le Restemetirom, autorisé depuis mars 2024 aux États-Unis seulement.

« L'effet du GLP-1 sur cette maladie du foie est très étonnant, parce que les principales cellules du foie n'ont pas de récepteur du GLP-1, commente Bernard Thorens. On a constaté cet effet chez des diabétiques traités au GLP-1[1], mais on a du mal à l'expliquer. Il est possible que les récepteurs du GLP-1 soient présents dans certaines cellules de la paroi du foie qui pourraient jouer un rôle au-delà de l'effet lié à la perte de poids. »

L'idée de tester des médicaments GLP-1 chez des patients uniquement atteints de la maladie du foie gras non alcoolique fait donc son chemin. Au printemps 2024, des chercheurs de l'université de Virginie ont montré dans un essai clinique de phase 2 que le survotutide, un des médicaments GLP-1 de deuxième génération développé par l'entreprise allemande Boehringher Ingelheim en collaboration avec la biotech danoise Zealand Pharma, conduisait chez deux tiers

1. Dont beaucoup souffrent aussi de MASH.

des patients traités à une diminution des fibroses du foie, une des premières complications de cette maladie.

Novo Nordisk suit cette piste avec son semaglutide dans un essai de phase 3 en cours et c'est aussi le cas d'Eli Lilly avec son tirzepatide dans un essai dont les résultats de phase 2 semblent encourageants. Mais les deux entreprises leaders du marché restent prudentes. Un premier essai avait montré en 2020 un bénéfice significatif du Wegovy de Novo Nordisk sur le foie, mais il s'est trouvé fortement relativisé par un deuxième essai publié trois ans plus tard.

Insuffisance rénale : le GLP-1, concurrent de la dialyse ?

Les choses semblent un peu plus claires en ce qui concerne l'insuffisance rénale, maladie pour laquelle il n'existe à ce jour aucun traitement curatif. Les médicaments disponibles à ce jour ne s'attaquent qu'aux symptômes de la maladie, jusqu'à ce que son évolution rende la dialyse ou la transplantation inévitables. En mai 2024, coup de tonnerre : les résultats de l'essai FLOW de Novo Nordisk montrent une réduction de 24 % des insuffisances rénales et de 20 % de la mortalité chez des patients traités avec Ozempic.

Six mois plus tôt, Novo Nordisk avait annoncé l'arrêt précoce de cet essai clinique, les critères d'efficacité ayant été atteints – on évite dans ces cas-là de prolonger inutilement un essai contre placebo, pour des raisons éthiques. L'annonce avait précipité la chute en Bourse des principaux fabricants d'appareils de dialyse rénale, comme l'Allemand Fresenius.

Mais les boursicoteurs ont peut-être mis la charrue avant les bœufs. La principale cause de réduction de la mortalité est en fait cardio-vasculaire. Et là encore, le mode d'action des analogues de GLP-1 sur les reins n'est pas encore complètement compris et il reste à l'étude. Une éventuelle indication pour l'insuffisance rénale serait néanmoins un énorme marché, puisque 10 % de la population mondiale est concernée.

GLP-1 et le cerveau : potentiel neuroprotecteur et anti-inflammatoire, réponse immunitaire, cancers et addictions

Les fabricants d'analogues de GLP-1 espèrent aussi démontrer l'efficacité de leurs molécules dans un domaine où les besoins explosent avec le vieillissement de la population : celui des maladies neurodégénératives comme Alzheimer et Parkinson. Des études sur des modèles animaux et quelques essais cliniques limités ont montré le potentiel neuroprotecteur de ces molécules sur plusieurs processus se produisant avant l'apparition des symptômes cliniques de ces maladies.

Cela reste à démontrer dans de plus grands essais cliniques. C'est ce que s'emploie à faire Novo Nordisk pour Alzheimer avec son semaglutide dans un essai de phase 3 dont les résultats sont attendus en 2025. En ce qui concerne Parkinson, des chercheurs de University College, à Londres, mènent un essai de phase 3 sur l'exenatide, le GLP-1 dérivé du venin du monstre de Gila, tandis qu'un autre groupe basé en France a obtenu de premiers résultats encourageants avec le lixisenatide, un analogue de GLP-1 développé par Sanofi.

Les résultats pour ces maladies neurodégénératives sont encore loin d'être probants, mais dans la lumière matinale de Seattle où il s'apprête à donner une conférence, le pionnier canadien du GLP-1, Daniel Drucker, se fait oracle. « Je suis persuadé que le nombre d'applications de ces molécules pour diverses maladies va se multiplier. Nous sommes partis du diabète et de l'obésité mais cela va toucher un grand nombre de désordres d'origine métabolique. »

« GLP-1 contribue à réduire les maladies chroniques de trois façons, poursuit Daniel Drucker. D'abord, par le contrôle de la glycémie et du poids corporel, essentiels pour le diabète et l'obésité. Ensuite, il existe des récepteurs du GLP-1 dans de nombreux endroits : les cellules cardiaques, les neurones, les vaisseaux sanguins, etc. Le simple fait d'activer ces récepteurs dans ces organes a sans doute un effet bénéfique. La troisième voie, celle que suit mon laboratoire aujourd'hui, est celle de la réduction de l'inflammation. »

Son équipe est partie du constat selon lequel l'injection de GLP-1 dans des organes où il y a très peu de récepteurs de la molécule (comme le foie, on l'a vu) permet de réduire l'inflammation chronique. « C'est ce qui nous a conduits au cerveau, parce qu'il contrôle l'inflammation partout dans le corps. Pour le vérifier, nous avons bloqué les récepteurs du GLP-1 dans le cerveau de modèles animaux. Leur cerveau n'est alors plus à même de contrôler l'inflammation dans différents types de cellules comme les globules blancs du système immunitaire, celles des poumons, etc. »

Publiées en janvier 2024 dans *Cell Metabolism*, les recherches de Daniel Drucker démontrent pour la première fois qu'il y a bien un lien entre GLP-1 et le système immunitaire *via* le cerveau. Ce qui pose, comme souvent en science, une nouvelle question : comment fonctionne exactement cet axe ? Les analogues de GLP-1 sont des molécules d'une certaine taille, a priori trop volumineuses pour passer la barrière hémato-encéphalique qui protège le cerveau, comme le font les petites molécules chimiques.

« Même s'il y a des récepteurs du GLP-1 partout dans le cerveau, les analogues de GLP-1 activent principalement des récepteurs situés dans l'hypothalamus, le tronc cérébral et d'autres zones périphériques qui ne sont pas aussi bien protégées par la barrière hémato-encéphalique que d'autres régions plus centrales, explique le Pr Bernard Thorens. On touche là à un domaine encore très neuf mais en plein essor : la compréhension du rôle du cerveau dans l'inflammation. On sait par ailleurs que ces récepteurs au GLP-1 communiquent des signaux activés par ces molécules vers ces régions centrales comme le système limbique (notre cerveau émotionnel), qui est aussi le siège du circuit de la récompense. En produisant de la dopamine, ce dernier est à l'origine des sensations de plaisir, de bien-être et de satiété. C'est en suivant ce chemin que les analogues de GLP-1 ont cet effet si puissant sur l'appétit. »

Daniel Drucker a donc montré qu'il existe un système parallèle par lequel les analogues de GLP-1 activent aussi les zones du cerveau ayant pour effet de réguler la réponse immunitaire. Ce pourrait être un moyen de diminuer l'inflammation chronique, qu'on pense ou qu'on sait impliquée dans le développement de très nombreuses maladies chroniques.

Scientifiquement, c'est naturellement très excitant. Mais en tirer de nouvelles indications s'annonce comme un long chemin clinique pavé d'embûches. « Il ne faut pas oublier que l'activation du système immunitaire joue aussi un rôle crucial pour prévenir le développement de cancers », rappelle par exemple Randy Seeley, de sorte que la question d'effets indésirables à long terme se posera d'emblée.

Reste que l'activation du cerveau par les analogues du GLP-1 ouvre aussi d'autres pistes pour traiter des maladies plus psychiques que neurodégénératives comme les addictions. On ne compte plus les anecdotes sur la réduction de la consommation d'alcool avec les médicaments GLP-1. Des essais cliniques tentés avec le plus ancien des analogues de GLP-1, l'exénatide, se sont avérés décevants pour traiter l'alcoolisme. Cela n'empêche pas la recherche, principalement universitaire, de se poursuivre sur d'autres dépendances.

À Philadelphie, où certains quartiers comme Kensington sont dévastés par la crise des opioïdes tels que le fentanyl et leur dernière version encore plus puissante, les nitazènes, Heath Schmidt, directeur du laboratoire de neuropharmacologie de l'université de Pennsylvanie, a commencé il y a dix ans à tester des analogues de GLP-1 contre les addictions aux drogues sur des modèles animaux.

« Un de mes collègues avait mené une expérience dans laquelle il injectait des analogues de GLP-1 directement dans le cerveau de rats de laboratoires, relate le neuropharmacologue américain. Ces rats perdaient leur appétit pour des aliments attirants mais conservaient celui pour leur régime habituel. Comme si quelqu'un qui avait le choix entre un bol de soupe et un Happy Meal refusait ce dernier pour se contenter de son bouillon de tous les jours. GLP-1 semble diminuer la valeur hédonique de la nourriture. Cela m'a intrigué parce qu'en tant que chercheur sur les addictions, je sais que les circuits cérébraux qui régulent la prise de drogue sont en partie imbriqués avec ceux qui agissent sur d'autres formes de récompense, comme la nourriture, le sexe ou les interactions sociales. »

À partir de là, Heath Schmidt et son équipe ont commencé à tester les analogues de GLP-1 sur la dépendance volontaire à la cocaïne et à la marijuana. « Nous avons des souris addictes à la cocaïne, à la nicotine et aux opioïdes qui peuvent les recevoir en actionnant un mécanisme d'injection. C'est comme cela que nous modélisons la prise de drogue volontaire chez l'humain, explique-t-il. Nous avons vu qu'en leur donnant du GLP-1 en prétraitement, il y avait bien une réduction de la prise de drogue sans perte d'appétit. C'est très important parce que si vous voulez développer une thérapie contre les drogues, vous ne voulez pas qu'elle interfère sur des comportements indépendants de la prise de drogue. » Un petit essai clinique lancé à UPenn a pour l'heure échoué à répliquer ces effets chez l'homme.

L'équipe a aussi testé des analogues de GLP-1 dans l'addiction à la nicotine et montré chez la souris qu'ils permettaient de réduire la prise de nicotine sans occasionner de prise de poids. Cela fait maintenant l'objet d'un essai clinique chez des fumeurs humains en parallèle à un autre sur l'addiction à ces opioïdes qui tuent 80 000 personnes par an aux États-Unis. Financée par le National Institute on Drug Abuse (NIDA), cette dernière étude a montré une diminution de 40 % du besoin d'opioïdes chez les patients traités au GLP-1 (en parallèle de traitements d'aide au sevrage déjà employés, comme la méthadone ou la buprénorphine).

Heath Schmidt, lui-même, met cependant en garde contre une interprétation trop enthousiaste de ces résultats obtenus sur de très petits essais d'une vingtaine de patients. « Il y a encore beaucoup de choses que nous ne savons pas.

Par exemple, nous ne connaissons pas les effets indésirables des analogues du GLP-1 chez les personnes souffrant de troubles liés à l'utilisation de substances addictives. Nous ne savons pas non plus comment ces médicaments fonctionneront dans différentes populations de patients. Les modèles précliniques des troubles liés à l'utilisation de telles substances présentent des limites. Par exemple, contrairement à nos rats modèles de laboratoires, les humains sont souvent addicts à plusieurs choses en même temps. Les essais cliniques sont donc essentiels pour déterminer l'utilité des analogues du GLP-1 dans le traitement des addictions. Là, le problème est que la recherche sur la toxicomanie est historiquement sous-financée, car il ne s'agit pas d'un marché important pour les sociétés pharmaceutiques et ce n'est pas une priorité pour certains politiciens. »

Multiplier les indications : l'intérêt financier

Comme souvent, on en revient donc à la question de l'argent. Il est évident que les entreprises pharmaceutiques ont intérêt à voir les indications pour les analogues du GLP-1 se multiplier. Pour les analystes financiers, le cas du Farxiga, d'abord développé en tant qu'antidiabétique (il diminue le glucose dans le sang en facilitant son excrétion par les reins) puis repositionné avec succès par son fabricant AstraZeneca contre les crises cardiaques, n'est que le dernier exemple du bien-fondé économique de cette stratégie.

Cette diversification des indications est aussi une stratégie pour continuer à faire la course en tête, explique Grégoire Biollaz, gérant de fonds pour la banque Pictet. « Pour les entreprises qui dominent le marché comme Novo Nordisk et Eli Lilly, c'est un moyen de remonter la barre pour les concurrents qui arrivent derrière. Cela devient plus difficile d'imposer une nouvelle molécule si elle n'a d'effets prouvés que sur l'obésité et pas d'autres indications. »

Car, sur le marché des GLP-1, la concurrence devient féroce, avec des perspectives de ventes de 100 milliards de dollars par an ou plus d'ici à 2030, selon diverses estimations de grandes banques. L'*obesity drug tracker* du site américain spécialisé *StatNews* décompte ainsi plus de 100 projets d'analogues de GLP-1 et de quelques autres hormones intestinales (comme l'amyline qui revient en grâce), à divers stades de développement.

Parmi les plus prometteurs, selon les analystes financiers, on trouve la molécule polyagoniste GLP-1/glucagon développée par Boehringer Ingelheim et Zealand Pharma, ainsi que l'anticorps agoniste du GLP-1 et antagoniste du glucagon d'Amgen. Ce dernier aurait l'avantage de permettre une injection mensuelle, voire semestrielle, plutôt qu'hebdomadaire. Suivent une armée de start-up comme Viking, Metsera ou SixPeaks Bio, à Bâle, qui lèvent des centaines de millions de dollars en attendant d'être éventuellement un jour rachetées – comme Carmot (Californie) rachetée 2,7 milliards de dollars par Roche en décembre 2023 ou Eccogene (Chine) reprise pour 2 milliards par AstraZeneca un mois plus tôt.

Un secteur verrouillé par deux géants

Novo Nordisk et Eli Lilly ont bien sûr eux-mêmes leurs propres innovations prometteuses. Pour le géant danois, c'est le cas de CagriSema, une combinaison de molécules qui vise d'une part les récepteurs du GLP-1 et de l'autre ceux de l'amyline et de la calcitonine. En dessous des attentes de perte de poids (23 % contre 25 % espérés), ce produit a déçu lors de la publication en décembre des résultats d'un essai en phase 3. Mais un mois plus tard Novo Nordisk est revenu avec l'annonce d'une perte de poids de 22 % pour son amycretin, un polyagoniste du GLP-1 dans un essai de phase 1. Pour son concurrent américain, la prochaine étape c'est le retatrutide, un triple agoniste du GLP-1, du GIP et du glucagon, surnommés pour cette raison « triple G ». Ce médicament semble entraîner des baisses de poids encore plus importantes, avec moins d'effets secondaires gastro-intestinaux.

Les deux poids lourds ont aussi verrouillé le secteur de tous les côtés, au point que les critiques commencent à monter. Le site d'informations danois Atlinget montre ainsi dans une enquête récente que 20 % des chercheurs et des membres du personnel de la faculté des sciences de la santé de l'université de Copenhague, soit la bagatelle de 1 050 personnes, sont désormais financés par Novo Nordisk et sa fondation.

Cela représente un investissement de plus d'un milliard d'euros sur quelques années. De quoi susciter quelques réserves sur l'indépendance de la recherche sur les GLP-1. Interrogé par Atlinget, le Pr Karsten Juhl Jørgensen, de l'université du sud Danemark, observe aussi que « le nombre d'infirmières et de médecins qui suivent des cours de formations professionnelles financés par Novo Nordisk est passé de 400 en 2020 à plus de 1 000 en 2023 au Danemark. »

Au niveau européen, nous pouvons témoigner du fait qu'il est difficile – mais pas impossible – de trouver des experts qui n'aient pas un lien ou un autre avec Novo ou Lilly, comme nous l'a du reste confirmé une sommité scientifique du domaine.

C'est peut-être la raison pour laquelle le patron de Roche, Thomas Schinecker, est sorti de ses gonds le 23 octobre 2024 en suggérant que les autorités devraient bloquer l'acquisition par la fondation Novo Nordisk des usines de Catalent, un énorme sous-traitant de la pharma dont les capacités sont perçues comme un des moyens de sortir des pénuries. Un moyen de rester dans la course ? Le géant suisse avait en tout cas de quoi être frustré : ses actions ont perdu 5 % à l'été 2024 à la suite de la publication de données cliniques montrant que la formulation orale des GLP-1 de la start-up Carmot, rachetée six mois plus tôt, était peut-être moins efficace que prévu sur la perte de poids et entraînait des effets secondaires.

Mais ni cela ni la stratégie oligopolistique de Novo et Lilly ne pourront empêcher que la concurrence finisse par rejoindre le marché, avec à la clé un effet baissier sur les prix de ces traitements. « On voit à la fois la valeur ajoutée des analogues du GLP-1 augmenter avec leurs nouvelles indications, et leur prix baisser », souligne Grégoire Biollaz.

Vers une baisse des prix ?

C'est ce qui compte pour les assureurs maladies. En 2022, l'Institute for Clinical and Economic Review (ICER), une organisation indépendante qui mesure la diminution des coûts obtenue en évitant les complications médicales par des médicaments en fonction de leurs prix de vente, a analysé ceux pour l'obésité. Dans son rapport, l'institut estime que les prix du Wegovy (sémaglutide) aux États-Unis devraient diminuer de 30 à 45 % pour respecter les barèmes médico-économiques usuels en usage outre-Atlantique.

Mais depuis, le prix des analogues du GLP-1 – vendus quatre à cinq fois plus cher aux États-Unis qu'en Europe – a commencé à baisser. Et les premières preuves cliniques de nouvelles indications (cardiaques, métaboliques…) sont apparues. L'équation a donc changé et un nouveau rapport de l'ICER est très attendu aux États-Unis, où il est question que Medicare, l'assurance-maladie des 67 millions d'Américains de plus de 65 ans, les rembourse. Le sémaglutide, tant dans sa version Ozempic que Wegovy, fait ainsi partie du programme de médicaments dont Medicare va obtenir un prix négocié (sous réserve de changements de l'administration Trump) à partir de 2027 comme cela a été le cas pour l'insuline avec sa limite à 35 dollars par mois à partir de 2026.

Parce qu'il ouvrirait la voie au remboursement dans d'autres pays et *in fine* à l'accessibilité de ces coupe-faim, ce serait le dernier « miracle » de l'Ozempic et des autres analogues de GLP-1.

CONCLUSION

Faut-il limiter l'impact de la révolution du GLP-1 à la seule médecine ?

Depuis la sortie de la crise pandémique, deux nouvelles technologies ont tout emporté sur leur passage et propulsé vers des sommets les valeurs boursières des entreprises qui les produisent : les coupe-faim à base d'analogues de GLP-1 comme Ozempic et l'intelligence artificielle générative de type ChatGPT. Si elles sont fondamentalement très différentes, ces deux technologies partagent la caractéristique d'avoir des impacts cognitifs et, au-delà, sociaux. À quoi ressemblera une société où deux aspects centraux de l'expérience humaine, l'hédonisme et la créativité, deviennent paramétrables ?

Les coupe-faim et l'IA, technologies stars du début du XXIe siècle

Ozempic est devenu en un claquement de doigts une marque à la notoriété planétaire. Une sorte de yin face au yang de la malbouffe et à ses marques comme Coca-Cola ou KFC. La compagnie danoise Novo Nordisk, qui a développé Ozempic, est devenue la première capitalisation boursière d'Europe, devant la star des années 2010, le groupe de luxe LVMH. Eli Lilly, qui commercialise des médicaments concurrents, est carrément devenue la dixième capitalisation boursière au monde. À l'automne 2024, sa valeur dépassait les 800 milliards de dollars, plus très loin des géants qui surfent sur la vague de l'intelligence artificielle comme Google, Microsoft et Nvidia, en attendant le producteur de ChatGPT, OpenAI.

Personne ne sait si les investisseurs ont été trop optimistes sur l'avenir de ces deux familles de technologies. Mais à l'issue de cette enquête sur les prouesses scientifiques et entrepreneuriales qui ont produit Ozempic et ses produits similaires, il me semble que les similarités entre ces deux technologies, à première vue si différentes, dépassent largement le firmament boursier. Similarité aussi de certains risques, en particulier ceux auxquels ces technologies pourraient conduire nos sociétés dans le futur si on n'y prend pas garde.

L'IA : vers une créativité standardisée ?

J'ai récemment participé à une table ronde sur les IA génératives dans le cadre de la journée des entreprises organisée au cœur de la Genève industrielle. Là, c'est une conversation avec David Granite qui occupe le poste de « creative technologist » chez Dorier Group, une filiale de la multinationale de l'événementiel MCI qui m'a soudain donné l'idée de rapprocher l'IA avec les analogues du GLP-1. Parce que ces deux technologies agissent sur deux aspects fondamentaux de l'expérience humaine que l'on croyait jusque-là protégés du progrès technique : notre créativité et nos émotions.

David Granite développe des expériences immersives étonnamment réalistes à grand renfort d'IA. Il est à la fois expert et fan. Et il n'a aucun doute sur le fait que l'intelligence artificielle va s'imposer dans la création. Toutefois, on ne peut s'empêcher de se demander quel sera l'impact de ces IA sur ceux qui écrivent, dessinent ou font des films, qu'ils soient professionnels ou amateurs. La réponse de David Granite est celle qu'on entend depuis plusieurs années : vous ne serez pas remplacé par une IA mais par quelqu'un qui sait utiliser une IA.

Cela me semble un peu court. D'abord parce que, si ces IA génératives sont capables de réalisations stupéfiantes, leur exploit le plus frappant sans doute, c'est qu'elles ont investi ce qui est longtemps resté une chasse gardée de l'être humain : la créativité, y compris dans le domaine artistique. Étant donné la vitesse à laquelle elles progressent, ne risquent-elles pas de nous déposséder de cette créativité intimement liée à notre identité humaine ?

Des chercheurs britanniques se sont posé la question. Dans une étude publiée à l'été 2024 par *Science Advanced*, ils ont testé l'emploi d'IA génératives par des rédacteurs, non pas pour les remplacer mais pour leur suggérer des idées. Un cas d'usage « positif » de l'IA fréquemment cité. S'ils constatent que ce brainstorming homme-machine aboutit à une augmentation de la créativité individuelle, en particulier pour les rédacteurs les moins productifs, ils enregistrent aussi une diminution de la créativité collective. Les histoires commencent à toutes se ressembler.

En juillet 2023, les designers du studio franco-japonais Aoki ont interrogé directement ChatGPT4 sur ce sujet. Ils lui ont posé la question de l'effet de l'IA sur la créativité. Dans sa réponse, ChatGPT met en avant la perte du désir de créer, la création en circuit fermé, la standardisation, la production excessive, la dévaluation de l'art… et même le risque de régression cognitive, en particulier pour les enfants.

On peut tenter de se rassurer en se disant que ces IA génératives ne créent pas vraiment du contenu ou une œuvre inédite, mais les génèrent à partir de données. Certes, mais ces contenus numériques sont aussi déployés dans un contexte économique compétitif plus favorable aux IA qu'aux humains.

Par exemple, malgré tous leurs défauts, les réseaux sociaux comme YouTube, TikTok ou Instagram, ainsi que des plateformes comme Substack pour le texte ou Spotify pour la musique, ont permis la diffusion des œuvres de toutes sortes de créateurs, dont beaucoup n'auraient jamais pu accéder à une telle opportunité. Cela a eu pour conséquence une gigantesque compétition pour l'attention.

Mais que pourront faire demain les plus talentueux des influenceurs, sans parler des artistes, face au torrent de créations générées par des IA capables de livrer une vidéo, un refrain ou même une lettre d'amour sur mesure et parfaitement adaptés à l'humeur du moment, analysée au battement de cœur près grâce à une montre connectée sur le poignet de celui ou celle à qui cette création est destinée ?

IA et Ozempic : comme un air de dystopie

Au croisement de l'IA et de l'Ozempic, au-delà des similarités boursières évoquées plus haut, on perçoit une sorte de malaise dystopique. Les médicaments du type de l'Ozempic représentent un indéniable progrès pour traiter la maladie chronique qu'est l'obésité et ses conséquences physiologiques ou psychologiques dans une société qui la stigmatise. La possibilité qu'ils soignent également toutes sortes d'autres maladies chroniques est réelle et il ne semble pas exagéré de parler de révolution médicale.

Mais leur impact potentiel est plus important encore, parce qu'ils touchent directement à un autre aspect de l'expérience humaine. Il ne s'agit pas cette fois de la créativité, mais de notre appétit et, au-delà, *via* le système de la récompense de notre cerveau, de notre goût, de nos sensations de plaisir, bref de nos émotions. Quel sera l'impact cognitif et social de tels modulateurs du désir si, en sortant, comme c'est déjà le cas, du seul champ de la prescription médicale, ils deviennent accessibles librement à tous ceux qui veulent – et peuvent – les acheter ?

La vérité est que nous n'en savons rien. Pour le moment, les compagnies qui développent ces médicaments révolutionnaires insistent, à juste titre, sur le fait qu'ils doivent être réservés à une population qui en a véritablement besoin pour des raisons médicales. Ce à quoi les rares assurances-maladies qui remboursent déjà ces thérapies ajoutent des conditions draconiennes (elles aussi justifiées) d'encadrement par des spécialistes et de limites dans le temps. De toute façon, il y a un milliard d'obèses dans le monde et pas encore la production industrielle capable de leur fournir à tous de l'Ozempic ou un équivalent.

Derrière le voile d'hypocrisie, des perspectives commerciales alléchantes

Mais il règne aussi une certaine hypocrisie autour des effets spectaculaires de ces molécules sur la perte de poids. Si Ozempic et ces concurrents sont devenus un tel phénomène aujourd'hui, c'est en raison de leur utilisation hors indication médicale : la consommation explose à cause d'une demande motivée par des raisons esthétiques, pour perdre quelques kilos. Pour preuve, Impact Analytics, une société d'analyse du commerce basée sur l'IA, constate que les ventes d'habits de petites tailles grimpent tandis que celles de grandes tailles s'effondrent dans l'Upper East Side, un quartier de Manhattan considéré comme l'épicentre de l'utilisation non médicale des analogues de GLP-1 à New York.

Penser qu'un tel marché puisse échapper à l'attention des entreprises pharmaceutiques serait naïf. D'autant plus qu'il semble illimité, car on s'achemine vers un contrôle du poids à vie avec ces médicaments, comme c'est le cas pour le cholestérol ou l'hypertension. Je ne compte pas les fois où la quarantaine de scientifiques et médecins que j'ai interviewés pour cette enquête m'ont dit que le poids allait devenir une variable contrôlable, comme la tension artérielle.

Le tabou brisé du marché de masse

Pascal Soriot, le patron d'AstraZeneca, a brisé le tabou de l'utilisation non strictement médicale des analogues du GLP-1. Son entreprise, qui est en retard sur Novo Nordisk et Eli Lilly, a racheté la biotech chinoise Eccogene en novembre 2023 pour tenter de prendre sa part des 100 milliards de dollars par an espérés d'ici à 2030. Il expliquait alors que ce n'est pas seulement le marché de l'obésité qu'il vise, mais plus largement celui des gens qui cherchent à perdre du poids. En dépit de leurs échecs à développer des coupe-faim dans le passé, d'autres compagnies pharmaceutiques ont en tête ce même marché. Surtout si, au lieu d'être injecté au moyen d'une seringue, les analogues de GLP-1 peuvent être avalés sous forme de comprimés, plus confortables d'usage.

Si ces médicaments modulent à la baisse le système de la récompense et la dopamine qu'il produit, va-t-on aboutir à une population de gens minces mais qui n'ont plus guère de joie dans la vie ? Manger, c'est aussi partager une expérience sociale et un plaisir. Aurons-nous encore envie d'un repas gastronomique avec des amis si des analogues du GLP-1 nous ont coupé l'appétit ?

Des technologies qui modifient l'expérience humaine ?

C'est le point où je veux en venir. Les progrès technologiques révolutionnaires que représentent aussi bien l'IA que les analogues de GLP-1 sont-ils sur le point de transformer radicalement l'expérience humaine dans deux domaines qui lui sont intrinsèquement liés : la créativité et le désir ? Difficile d'apporter une réponse concluante, mais la popularité actuelle de deux technologies qui agissent à ce point sur notre cerveau invite à s'interroger sur cette possible double blessure narcissique.

Qui voudra visiter un musée ou une librairie remplie d'œuvres produites par des IA ? Quel plaisir aura-t-on à s'asseoir à la table d'un restaurant si notre appétit est bridé par des médicaments ? À quoi ressemblera une société où le risque d'obésité, encouragé par la malbouffe, sera compensé par des hormones artificielles tandis que des IA génératives étendront l'infobésité pour inonder tous les champs de la créativité humaine *via* la fenêtre de nos smartphones ? Ne serait-il pas préférable de s'attaquer à cette malbouffe, cause évidente de l'explosion de l'obésité et du surpoids dans le monde aujourd'hui, et de limiter strictement la révolution des analogues de GLP-1 aux patients qui en ont vraiment besoin ?

On hésite entre malaise et mélancolie, comme chaque fois qu'une certaine forme de l'expérience humaine à laquelle nous tenons est menacée de se perdre. Je repense à Claude Lévi-Strauss et à ses *Tristes tropiques.* Sauf qu'ici ce ne seront plus seulement quelques Indiens Tupis qui se retrouveraient dépossédés de leur expérience d'humains par le progrès technique, mais toute l'humanité.

Bibliographie

PROLOGUE ET INTRODUCTION

Chi Kin Wong, Brent A. McLean, Laurie L. Baggio, Jacqueline A. Koehler, Rola Hammoud, Nikolaj Rittig, Julian M. Yabut, Randy J. Seeley, Theodore J. Brown, Daniel J. Drucker, « Central glucagon-like peptide 1 receptor activation inhibits Toll-like receptor agonist-induced inflammation », *Cell Metabolism*, 2024, 36 (1), p. 130-143.

Jennifer Couzin-Frankel, « Obesity meets its match », *Science*, 2023, 382 (6676), p. 1226-1227.

Frederik G. Banting, Charles H. Best, « Internal secretion of the pancreas » [1922], *Indian Journal of Medical Research*, 2007, 125 (3), p. 251-266.

Irving S. Johnson, « Human insulin from recombinant DNA technology », *Science*, 1983, 219 (4585), p. 632-637.

James H. Anderson, Jr, Rocco L. Brunelle, Veikko A. Koivisto, Michael E. Trautmann, Louis Vignati, Richard DiMarchi, « Improved mealtime treatment of diabetes mellitus using an insulin analogue », *Clinical Therapeutics*, 1997, 19 (1), p. 62-72.

CHAPITRE 1

William Bayliss, Ernest Henry Starling, « The mechanism of pancreatic secretion », *The Journal of Physiology*, 1902, 28 (5), p. 325-353.

Werner Creutzfeldt, « The incretin concept today », *Diabetologia*, 1979, 16 (2), p. 75-85.

Donald F. Steiner, Dennis Cunningham, Lilian Spigelman, Bradley Aten, « Insulin biosynthesis : evidence for a precursor », *Science*, 1967, 157 (3789), p. 697-700.

John C. Brown, Jill R. Dryburgh, « A gastric inhibitory polypeptide. II : The complete amino acid sequence », *Canadian Journal of Biochemistry*, 1971, 49 (8), p. 867-872.

CHAPITRE 2

Pauline K. Lund, Richard H. Goodman, Joel F. Habener, « Pancreatic preproglucagon cDNA contains two glucagon-related coding sequences arranged in tandem », *Proceedings of the National Academy of Sciences USA*, 1982, 79 (2), p. 345-349.

Graeme I. Bell, Robert F. Santerre, Guy T. Mullenbach, « Hamster preproglucagon contains the sequence of glucagon and two related peptides », *Nature*, 1983, 302 (5910), p. 716-718.

CHAPITRE 3

Jennifer Couzin-Frankel, « Her work paved the way for blockbuster obesity drugs. Now, she's fighting for recognition », *Science*, 2023, 381 (6664), p. 1274-1277.

Graeme I. Bell, Ray Sanchez-Pescador, Paul J. Laybourn, Richard C. Najarian, « Exon duplication and divergence in the human preproglucagon gene », *Nature*, 1983, 304 (5924), p. 368-371.

Svetlana Mojsov, Gerhard Heinrich, Lelio Orci, Joel F. Habener, « Preproglucagon gene expression in pancreas and intestine diversifies at the level of post-translational processing », *Journal of Biological Chemestry*, 1986, 261 (25), p. 11880-11889.

Jens J. Holst, Cathrine Ørskov, Ove Vagn Nielsen, Thue W. Schwartz, « Truncated glucagon-like peptide I, an insulin-releasing hormone from the distal gut », *FEBS Letters*, 1987, 211 (2), p. 169-174.

Svetlana Mojsov, Gordon C. Weir, Joel F. Habener, « Insulinotropin : Glucagon-like peptide I (7-37) co-encoded in the glucagon gene is a potent stimulator of insulin release in the perfused rat pancreas », *Journal of Clinical Investigation*, 1987, 79 (2), p. 616-619.

Daniel J. Drucker, Jacques Philippe, Svetlana Mojsov, William L. Chick, Joel F. Habener, « Glucagon-like peptide I stimulates insulin gene expression and increases cyclic AMP levels in a rat islet cell line »,

Proceedings of the National Academy of Sciences USA, 1987, 84 (10), p. 3434-3438.

CHAPITRE 4

Bernard Kreymann, Stephen R. Bloom, « Glucagon-like peptide-1 7-36 : A physiological incretin in man », *The Lancet*, 1987, 2 (8571), p. 1300-1304.

David M. Nathan, Eric Schreiber, Howard Fogel, Svetlana Mojsov, Joel F. Habener, « Insulinotropic action of glucagonlike peptide-i-(7-37) in diabetic and nondiabetic subjects », *Diabetes Care*, 1992, 15 (2), p. 270-276.

Michael A. Nauck, Jens J. Holst, Werner. Creutzfeldt, « Normalization of fasting hyperglycaemia by exogenous glucagon-like peptide 1 (7-36 amide) in type 2 (non-insulin-dependent) diabetic patients », *Diabetologia*, 1993, 36 (8), p. 741-744.

Carolyn F. Deacon, Jens J. Holst, « Degradation of glucagon-like peptide-1 by human plasma in vitro yields an N-terminally truncated peptide that is a major endogenous metabolite in vivo », *The Journal of Clinical Endocrinology & Metabolism*, 1995, 80 (5), p. 952-957.

CHAPITRE 5

Bernard Thorens, « Expression cloning of the pancreatic beta cell receptor for the gluco-incretin hormone glucagon-like peptide 1 », *Proceedings of the National Academy of Sciences USA*, 1992, 89 (18), p. 8641-8645.

CHAPITRE 6

John Eng, Jean-Pierre Raufman, « Isolation and characterization of exendin-4, an exendin-3 analogue, from Heloderma suspectum venom. Further evidence for an exendin receptor on dispersed acini from guinea pig pancreas », *Journal of Biological Chemistry*, 1992, 267 (11), p. 7402-7405.

Bernard Thorens, Andrée Porret, Léo Bühler, Shao-Ping Deng, Philippe Morel, Christian Widmann, « Cloning and functional expression of the human islet GLP-1 receptor. Demonstration that exendin-4 is an agonist and exendin-(9-39) an antagonist of the receptor », *Diabetes*, 1993, 42 (11), p. 1678-1682.

Leila Abboud, « How Eli Lilly's monster deal faced extinction – but survived », *The Wall Street Journal*, 27 avril 2005.

CHAPITRE 7

Matthias Tschöp, Christian J. Strasburger, Gunther Hartmann, Jerome Biollaz, Peter Bärtsch, « Raised leptin concentrations at high altitude associated with loss of appetite », *The Lancet*, 1998, 352 (9194), p. 1119-1120.

Giles S.H. Yeo, I. Sadaf Farooqi, Shiva Aminian, David J. Halsall, Richard G. Stanhope, Stephen O'Rahilly, « A frameshift mutation in MC4R associated with dominantly inherited human obesity », *Nature Genetics*, 1998, 20 (2), p. 111-112.

Rüdiger Göke, Philip J. Larsen, Jens D. Mikkelsen, Søren P. Sheikh, « Distribution of GLP-1 Binding sites in the rat brain : Evidence that Exendin-4 is a ligand of brain GLP-1 binding sites », *European Journal of Neurosciences*, 1995, 7 (11), p. 2294-2300.

Mads Tang-Christensen, Peter J. Larsen, Rüdiger Göke, Søren P. Sheikh, « Central administration of GLP-1-(7-36) amide inhibits food and water intake in rats », *American Journal of Physiology*, 1996, 271 (4 Pt 2), p. R848-856.

Anne Flint, Anne Raben, Arne Astrup, Jens J. Holst, « Glucagon-like peptide 1 promotes satiety and suppresses energy intake in humans », *The Journal of Clinical Investigation*, 1998, 101 (3), p. 515-520.

CHAPITRE 8

Lotte Bjerre Knudsen, Jesper Lau, « The Discovery and development of liraglutide and semaglutide », *Frontiers in Endocrinology*, 2019, 10, p. 155.

Peter Kurtzhals, Svend Havelund, lb Jonassen, Benedicte Kiehr, Ula D. Larsen, Ula Ribel, Jan Markussen, « Albumin binding of insulins acylated withfaty acids : Characterization of the ligand-protein interaction and correlation between binding affinity and timing of the insulin effect in vivo », *Biochemical Journal*, 1995, 312 (Pt 3), p. 725-731.

Lotte Bjerre Knudsen, Per F. Nielsen, Per O. Huusfeldt, Nils L. Johansen, Kjeld Madsen, Freddy Z. Pedersen, Henning Thøgersen, Michael Wilken, Henrik Agersø, « Potent derivatives of glucagon-like peptide-1 with pharmacokinetic properties suitable for once daily administration », *Journal of Medicinal Chemistry*, 2000, 43 (9), p. 1664-1669.

Jesper Lau, Lotte Bjerre Knudsen, Thomas Kruse *et. al.*, « Discovery of the once-weekly glucagon-like peptide-1 (GLP-1) analogue semaglutide », *Journal of Medicinal Chemistry*, 2015, 58 (18), p. 7370-7380.

Michael Lincoff, Kirstine Brown-Frandsen, Helen M. Colhoun, John Deanfield, Scott S. Emerson, Sille Esbjerg, Søren Hardt-Lindberg, G. Kees Hovingh, Steven E. Kahn, Robert F. Kushner, Ildiko Lingvay, Tugce K. Oral, Marie M. Michelsen, Jorge Plutzky, Christoffer W. Tornøe, Donna H. Ryan, « Semaglutide and cardiovascular outcomes in obesity without diabetes », *The New England Journal of Medicine*, 2023, 389 (24), p. 2221-2232.

CHAPITRE 9

Jonathan W. DayDaniel J. Drucker, Richard DiMarchi, Matthias H. Tschöp *et al.*, « A new glucagon and GLP-1 co-agonist eliminates obesity in rodents », *Nature Chemical Biology*, 2009, 5 (10), p. 749-757.

Maralyn R. Druce, Stephen R. Bloom, « Oxyntomodulin : A novel potential treatment for obesity », *Treat Endocrinology*, 2006, 5 (5), p. 265-272.

Patricia Rodriguez, Brianna M. Goodwin Cartwright, Samuel Gratzl, Rajdeep Brar, Charlotte Baker, Ty J. Gluckman, Nicholas L. Stucky, « Semaglutide vs. Tirzepatide for weight loss in adults with overweight or obesity », *JAMA*, 2024, 184 (9), p. 1056-1064.

Ania M. Jastreboff, Lee M. Kaplan, Juan P. Frías, Qiwei Wu, Yu Du, Sirel Gurbuz, Tamer Coskun, Axel Haupt, Zvonko Milicevic, Mark L. Hartman, « Triple-hormone-receptor agonist retatrutide for obesity – a phase 2 trial », *The New England Journal of Medicine*, 2023, 389 (6), p. 514-526.

Murielle M. Véniant, Shu-Chen Lu, Larissa Atangan, Renee Komorowski, Shanaka Stanislaus, Yuan Cheng, Bin Wu, James R. Falsey, Todd Hager, Veena A. Thomas, Malhar Ambhaikar, Lucie Sharpsten, Yineng Zhu, Vamsi Kurra, Rohini Jeswani, Rajneet K. Oberoi, Jane R. Parnes, Narimon Honarpour, Joel Neutel, Jennifer L. Strande, « A GIPR antagonist conjugated to GLP-1 analogues promotes weight loss with improved metabolic parameters in preclinical and phase 1 settings », *Nature Metabolism*, 2024, 6 (2), p. 290-303.

CHAPITRE 10

Amir Reza Ashraf, Tim K. Mackey, János Schmidt, Győző Kulcsár, Róbert György Vida, Jiawei Li, András Fittler, « Safety and risk assessment of no-prescription online semaglutide purchases », *JAMA Network Open*, 2024, 7 (8), e2428280.

Ivy Kekessi, Katarzyna Wegner, Isamir Martinez, Michael E. Kopach, Timothy D. White, Janine, K. Tom, Martin N. Kenworthy, Fabrice Gallou, John Lopez, Stefan G. Koenig, Philippa R. Payne, Stefan Eissler, Balasubramanian Arumugam, Changfeng Li, Subha Mukherjee, Albert Isidro-Llobet, Olivier Ludemann-Hombourger, Paul Richardson, Jörg Kittelmann, Daniel Sejer Pedersen, Leendert J. van den Bos, « Process Mass Intensity (PMI) : A holistic analysis of current peptide manufacturing processes informs sustainability in peptide synthesis », *The Journal of Organic Chemistry*, 2024, 89 (7), p. 4261-4282.

CHAPITRE 11

Peter C. Butler, Michael Elashoff, Robert Elashoff, Edwin A. M. Gale, « A critical analysis of the clinical use of incretin-based therapies », *Diabetes Care*, 2013, 36 (7), p. 2118-2125.

Duy Do, Tiffany Lee, Samuel K. Peasah, Chester B. Good, Angela Inneh, Urvashi Patel, « GLP-1 Receptor Agonist discontinuation among patients with obesity and/or type 2 diabetes », *JAMA Network Open*, 2024, 7 (5), e2413172.

Caterina Conte, Kevin D. Hall, Samuel Klein, « Is weight loss-induced muscle mass loss clinically relevant ? », *JAMA*, 2024, 332 (1), p. 9-10.

Daniel J. Drucker, « The benefits of GLP-1 drugs beyond obesity », *Science*, 2024, 385 (6706), p. 258-260.

Arun J. Sanyal, Pierre Bedossa, Mandy Fraessdorf, Guy W. Neff, Eric Lawitz, Elisabetta Bugianesi, Quentin M. Anstee *et al.*, « A phase 2 randomized trial of Survodutide in MASH and fibrosis », *The New England Journal of Medicine*, 2024, 391 (4), p. 311-319.

Vlado Perkovic, Katherine R. Tuttle, Peter Rossing, Kenneth W. Mahaffey, Johannes F.E. MannGeorge Bakris, Florian M. Baeres, Thomas Idorn, Heidrun Bosch-Traberg, Nanna Leonora Lausvig, Richard Pratley, « Effects of Semaglutide on chronic kidney disease in patients with type 2 diabetes », *The New England Journal of Medicine*, 2024, 391 (2), p. 109-121.

Joseph Nowell, Eleanor Blunt, Paul Edison, « Incretin and insulin signaling as novel therapeutic targets for Alzheimer's and Parkinson's disease », *Molecular Psychiatry*, 2022, 28 (1), p. 217-299.

Chi Kin Wong, Brent A. McLean, Laurie L. Baggio, Jacqueline A. Koehler, Rola Hammoud, Nikolaj Rittig, Julian M. Yabut, Randy J. Seeley, Theodore J. Brown, Daniel J. Drucker, « Central glucagon-like peptide 1 receptor activation inhibits Toll-like receptor agonist-induced inflammation », *Cell Metabolism*, 2024, 36 (1), p. 130-143.

Rae J. Herman, Heath D. Schmidt, « Targeting GLP-1 receptors to reduce nicotine use disorder : Preclinical and clinical evidence », *Physiology & Behavior*, 2024, 281, p. 114565.

Remerciements

Pour un journaliste, pouvoir consacrer six mois à une enquête afin de lire la littérature scientifique, recueillir des informations exclusives puis raconter et vulgariser les plus de quarante ans de recherche et de développement nécessaires à la révolution de l'obésité, est une opportunité exceptionnelle.

Je tiens donc à remercier tout d'abord la fondation du Domaine de Villette de France & Thierry Lombard qui participe activement au débat sociétal autour de l'alimentation et de la santé, en soutenant les initiatives de *Heidi.news* – le média pour lequel je travaille à Genève – sur ces thématiques cruciales pour notre futur.

Ils ont compris immédiatement l'ampleur de ce qui se joue autour de la révolution tant scientifique que médicale et sociétale qu'implique l'apparition des médicaments analogues du GLP-1 comme Ozempic. Je les remercie chaleureusement pour leur confiance bienveillante et leur respect absolu de notre indépendance éditoriale.

Je tiens également à remercier le président émérite de l'École polytechnique fédérale de Lausanne (EPFL), Patrick Aebischer qui, après m'avoir mis la puce à l'oreille sur la profondeur de la révolution de l'obésité, a soutenu avec enthousiasme mon projet avant d'accepter de signer la préface de cet ouvrage.

Mes remerciements vont aussi à Serge Michel, le rédacteur en chef d'*Heidi.news* qui a patiemment attendu la progression de mon travail, ainsi qu'à Yvan Pandelé, le chef d'édition d'*Heidi.news* qui, plus souvent qu'à son tour, m'a aidé à y voir clair dans la forêt d'informations que j'ai rassemblées.

Je remercie aussi Odile Jacob pour sa confiance renouvelée après l'édition d'un premier ouvrage sur la mise au point des vaccins à ARN messager, ainsi que Marc Kirsch, éditeur aux éditions Odile Jacob, pour sa relecture aussi bienveillante qu'acérée.

Je remercie enfin mon épouse Louise et mes enfants France, Axel et Margaux pour leur joyeuse curiosité qui me poussent à mieux faire. Mes amis proches Isabelle et Marc, Frank et Gretchen ou bien encore Elaine et Jeff, pour en citer quelques-uns, sont une motivation supplémentaire pour me dépasser.

Toutefois, la science fondamentale, le développement pharmaceutique et la réussite de ce qui est bien une révolution médicale, tant le recul de l'obésité est bénéfique pour la santé dans son ensemble, sont forcément une œuvre collective.

Du Danemark aux États-Unis en passant par la Suisse, la France, l'Allemagne et le Canada, plus d'une quarantaine de scientifiques, de médecins, de patients, d'industriels et d'analystes ont accepté de me donner de leur temps et de me faire confiance pour me raconter leurs contributions à cette histoire, m'en expliquer les enjeux et parfois me faire part de leurs questionnements. Je tiens donc à remercier ici chaleureusement :

Grégoire Biollaz, Sibylle Bischofberger, Martin Damm, Richard DiMarchi, Daniel Drucker, Dominique Durrer, Jean-Luc Faillie, Lucie Favre, Anne Gill, Wolfgang Glaesner, David Granite, Daniel Grotzky, Joel Habener, Christian Heinis, Jens Juul Holst, Karsten Juhl Jørgensen, Thomas Kruse, Philip Larsen, Olivier Ludemann-Hombourger, Nina Maehlitz, Grant Maltman, Laura Marino, Svetlana Mojsov, Michael Nauck, Zoltan Pataky, Jens Nærvig Pedersen, Lisbeth Randers, Jean-Pierre Raufman, François Ravenelle, Elsa Ruffieux, Christophe Rutty, Heath Schmidt, Randy Seeley, Irène Stephan, Søren Stensgaard, Mads Tang-Christensen, Mads Krogsgaard Thomsen, Bernard Thorens, Michael Trautmann, Matthias Tschöp, Gordon Weir et Andrew Young.

Table

DU MÊME AUTEUR
CHEZ ODILE JACOB

La Révolution de l'ARN messager. Vaccins et nouvelles thérapies, 2021.

Cet ouvrage a été composé
en ITC Galliard et en Whitney
par Facompo
à Montrouge.

Cet ouvrage
a été achevé d'imprimer
sur les presses de la
Nouvelle Imprimerie Laballery à Clamecy
en avril 2025

N° d'édition : 4150-1199-X – N° d'impression : 503408
Dépôt légal : mai 2025

Imprimé en France